蛹虫草
研究及应用

主编 | [美]乔治·斯穆特
陈振兴
刘宏伟

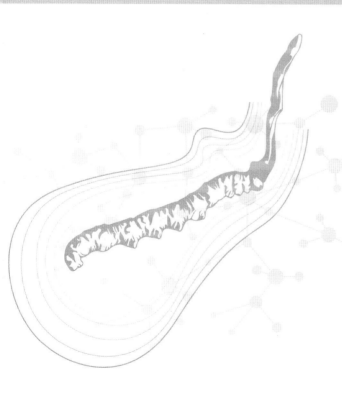

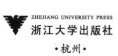

ZHEJIANG UNIVERSITY PRESS
浙江大学出版社
·杭州·

图书在版编目(CIP)数据

蛹虫草研究及应用 /（美）乔治·斯穆特，陈振兴，刘宏伟主编. — 杭州：浙江大学出版社，2022.7
ISBN 978-7-308-22623-3

Ⅰ.①蛹… Ⅱ.①乔… ②陈… ③刘… Ⅲ.①蛹虫草—研究 Ⅳ.①R282.71

中国版本图书馆 CIP 数据核字(2022)第 080316 号

蛹虫草研究及应用

（美）乔治·斯穆特　陈振兴　刘宏伟　主编

责任编辑	季　峥（really@zju.edu.cn）
责任校对	潘晶晶
封面设计	BBL 品牌实验室
出版发行	浙江大学出版社
	（杭州市天目山路 148 号　邮政编码 310007）
	（网址：http://www.zjupress.com）
排　　版	杭州朝曦图文设计有限公司
印　　刷	杭州高腾印务有限公司
开　　本	880mm×1230mm　1/32
印　　张	3
字　　数	75 千
版 印 次	2022 年 7 月第 1 版　2022 年 7 月第 1 次印刷
书　　号	ISBN 978-7-308-22623-3
定　　价	28.00 元

序一

作为一名天体物理学家和宇宙学家,我一直致力于研究自然界的各种规律和宇宙的基本原理。我的专业研究领域是宇宙微波背景辐射,它是宇宙自形成初期至今残余的电磁辐射。通过多年的研究,我们团队终于证实了宇宙大爆炸这一理论,即宇宙于大约 138 亿年前,由一个极高温和高密度的起点诞生,并从那时起一直在持续扩展。由于证实了宇宙大爆炸理论而解开了宇宙起源之谜,我在 2006 年获得诺贝尔物理学奖。

近年来,我对养生保健的兴趣持续增加,希望能更深入地了解饮食及其他生活因素是如何影响人们健康的。因此,我开始与医学及其他生命科学领域的专业人士交流,讨论如何将前沿物理技术与生物医药技术结合。陈振兴博士,我的朋友兼合作伙伴,是一位生物技术及生物制药领域的专家。陈博士多年来研发了各种使用一氧化氮技术的保健食品、护肤品及其他产品,也不断将各种生物技术运用于传统中草药,并开发了一系列创新型生物医药产品。因此,陈博士希望我加入他的团队,带领实验人员研究课题,为开发生物医药产品尽一份力。同样地,我希望前沿科学的专业知识能给团队提供更多技术指导,为中国带来更多高质量的保健食品和生物医药产品。

蛹虫草——一种真菌,是一种非常特别的生物。大量研究指出,蛹虫草与冬虫夏草——在青藏高原上生长的珍贵中草药,有许多相同的生物活性成分。由于非常稀有、养殖困难和市场需求稳步增长,近年来冬虫夏草的价格已飙升至每千克 15000 美元以上。高市场需求和居高不下的价格导致人们开始研究与冬虫夏草具有相似活性成分和药理功能的替代品,其中一种就是蛹虫草。蛹虫草具有与冬虫夏草相似的药理作用,还能够在室内进行人工栽培[1]。因此,我们团队决定研究不同的物理条件如何影响人工栽培环境中成长的蛹虫草。

光是地球上大多数生命所需的一种能量。植物需要光进行光合作用。光也能调节细胞的代谢途径。对于细胞来说,光能量是一种重要的信号。科学家们多年来研究发现真菌使用光作为信息来源,而不是能量来源。例如,学界已经发现某些真菌具有不用光的感知机制[2]。真菌是地球上非常重要的生物种类,人们每天使用的一些重要化合物来自真菌。例如,红曲米是一种传统的东亚发酵食品,已经被人们使用了多个世纪。近年来,人们发现红曲对降低血液中的胆固醇水平有显著的效果[3]。另一个例子是抗生素。1928 年,苏格兰微生物学家亚历山大·弗莱明成功分离得到青霉素(盘尼西林),此后抗生素的广泛使用挽救了无数生命。蛹虫草作为一种真菌,有很大的潜力。

我相信,蛹虫草更多的功效和益处在将来会被陆续发现。

① Zhou X, Gong Z, Su Y, et al. Cordyceps fungi: natural products, pharmacological functions and developmental products. Journal of Pharmacy and Pharmacology, 2009, 61(3):279-291.

② Herrera E A, Horwitz B A. Looking through the eyes of fungi: molecular genetics of photoreception. Molecular Microbiology, 2007, 64(1):5-15. ; Purschwitz J, Müller S, Kastner C, et al. Seeing the rainbow: light sensing in fungi. Current Opinion in Microbiology, 2006, 9(6):566-571.

③ Li C, Zhu Y, Wang Y, et al. Monascus purpureus-fermented rice (red yeast rice): a natural food product that lowers blood cholesterol in animal models of hypercholesterolemia. Nutrition Research, 1998, 18(1):71-81.

序二

·我的故事

我是一位医生，毕业于美国约翰斯·霍普金斯大学（The Johns Hopkins University），曾在世界卫生组织（World Health Organization）担任高级顾问，也曾参加无数次的研究与讲课。

多年来我致力于一氧化氮的研究，与 1998 年诺贝尔生理学或医学奖得主、发现一氧化氮在心血管系统中充当信号分子的穆拉德博士进行过多次深入的交流。

我问自己："究竟该把什么传给下一代？"金钱？我想不是，应该是一个健康的观念——保护自己，让自己成为一个健康的人才是人生最大的财富。

我告诉我身边的医学伙伴和诺贝尔奖得主们，我要把我对健康的认知与它的重要性分享给大家，之后我决定与穆拉德博士合著《神奇的一氧化氮》。这本书后来被翻译成多种语言，畅销多个国家。

2011 年对我而言是非常重要的一年，不是因为《神奇的一氧化氮》卖得有多好，而是我因此发现大家开始有了重视健康的观念。

不只如此，这也给了我一个人生的启发：当病魔来临时，自身的抵抗力犹如保卫国家的勇敢战士。我怎么才能让我的士兵穿上坚不可摧的盔甲，握起削铁如泥的战刀呢？

· 为什么不让大家有能力自己保护自己呢?

从 2011 年开始,我踏入大健康产业,致力于保健品、药品等方面健康科学的研究。近年来,我和我的团队更是将蛹虫草的科学研究与栽培技术作为重点项目。

你们一定会好奇,我身为一名西医,为什么会投入中草药的研究呢。

读者们肯定知道,我们的身体有时会跟你开些超乎寻常的玩笑,有些病症仅靠西医治疗无法好转,却由中医治愈。这种现象无法解释,却证明了中医的伟大。这让我踏出了蛹虫草研究的第一步。

早在 2009 年,卫生部就正式批准蛹虫草为新资源食品;随后,蛹虫草被应用于保健品、功能饮料等各种不同型态的产品。然而,大多数人对蛹虫草仍然不太了解。

我编写这本书不是为了商业推广,最终的目的是分享一个健康的理念,让大家对蛹虫草有一个基本的认知。

蛹虫草是一种神奇的生物,与冬虫夏草非常相似,具有调节人体功能的药理作用。本书从实用的角度分析这一神奇的物种,除了提供翔实的数据外,还分析了其独特的功效、药理作用。另外,本书汇总了许多关于蛹虫草的常见问答,以及多种常用药膳食谱。

目前蛹虫草已经成功应用于保健食品中,逐渐进入了人们的日常饮食。近年来,国内关于蛹虫草的科学研究逐渐增加,其特性与功效已在国际学术界得到了广泛的关注。我希望通过本书的出版,能让读者们进一步了解蛹虫草,将它融入日常饮食中,从而发挥其独特的功效。

陈振兴博士

2022 年 3 月 7 日

目录

第一章　真菌蛹虫草

第一节　蛹虫草的药用价值

虫草是一类昆虫寄生真菌的统称,迄今全世界已发现400多种虫草,我国已发现120多种。许多种类的虫草具有食用、药用价值,其中最具代表性的两种虫草是生长在我国的冬虫夏草和蛹虫草。

蛹虫草(*Cordyceps militaris*),又称北冬虫夏草,为子囊菌亚门肉座目麦角菌科虫草属的真菌,与冬虫夏草同属不同种[1]。蛹虫草的寄主多为鳞翅目昆虫的蛹,主要为蚕蛹。蛹虫草呈橘黄色或橘红色,口感不错,其性平、不寒不燥,不仅含有丰富的蛋白质和氨基酸,而且含有30多种人体所需的微量元

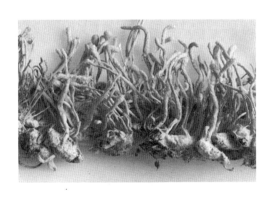

素,是昂贵的冬虫夏草的理想代用品。蛹虫草的天然资源数量很少,主要生长在我国北方地区。

我国有关野生蛹虫草的研究始见于《新华本草纲要》。书中记载其"味甘,性平",有"益肺肾、补精髓、止血化痰"的功效。此外,《中华药海》记载其"甘,平","入肺、肾二经",既"补肾阳、益精髓,治肾阳不足、髓海空虚、眩晕耳鸣、健忘不寐、腰膝酸软、阳痿早泄等症","又益肺阴,保肺益肾,秘精益气。对肺肾不足、久咳虚喘、劳嗽痰血者有较好疗效"。《全国中草药汇编》记载"蛹虫草的子实体及虫体也可以作为冬虫夏草的代用品入药"。《中华本草》记载其"味甘,性温","补肺益肾","主治肺痨、痰血、盗汗、贫血、腰痛",且对中枢神经系统、性激素有一定的影响,以及具有抗实验性心律失常、抗肿瘤、抗氧化、抗菌等作用。《吉林中草药》记载其"滋肺补血,止血化痰。治肺痨久咳、痰中带血、盗汗、病后虚损、阳痿遗精等"。《中国药用孢子植物》记载其用于治疗"肺结核、老人虚弱、贫血削弱等"。根据国家药品标准 $WS_3-286(Z-039)-2005(Z)$,蛹虫草菌粉具有补肺益肾、镇咳化痰的功效,用于治疗慢性支气管炎证属肺肾气虚、肾阳不足者。症见咳嗽气喘、咳痰、自汗、恶风、易感、身寒肢冷、腰酸肢软、乏力、头昏耳鸣等。

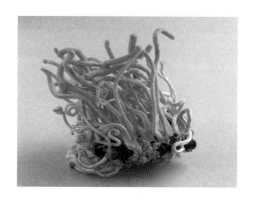

1950年,德国科学家坎宁安观察到被蛹虫草寄生的昆虫组织不易腐烂,进而从中分离出一种抗菌性物质——3′-脱氧腺苷,命名为虫草素。蛹虫草中的虫草素可抗病毒,抗菌,明显抑制肿瘤生长。

蛹虫草富含虫草酸。虫草酸能有效预防脑血栓、脑出血、肾功能衰竭,还具有利尿作用。

蛹虫草中的腺苷具有抗病毒、抗菌、抑制血小板集聚、防止血栓形成、抗衰防皱等作用。

蛹虫草中的虫草多糖具有提高免疫力,延缓衰老,扶正固本,保护心脏、肝脏,抗痉挛的作用。

蛹虫草中的麦角甾醇、超氧化物歧化酶可抑制或消除超氧自由基,并具有抗癌、抗衰、减毒等作用。

蛹虫草富含硒。大量科学实践证明,硒可以明显抑制癌细胞生长,刺激免疫球蛋白和抗体产生,增强机体免疫和抗氧化能力。

具体见第五章介绍。

人工栽培的蛹虫草子实体色泽鲜艳,气味纯正,实用性强,商品价值高,适合不同的人群食用。蛹虫草子实体还可与一些中药配伍,对一些疾病有治疗作用。而人工栽培蛹虫草的过程中产生的培养基残基还可以酿制酱油,所酿制的酱油口味纯正,营养丰富,具有浓郁的虫草香味。

第二节　蛹虫草与冬虫夏草的渊源

蛹虫草和冬虫夏草都属虫草属,它们的关系可以理解为近亲。虽然虫草的种类有许多种,但是明确具有药用价值的主要有冬虫夏草和蛹虫草。

虫草素是第一个从真菌中分离出来的核苷类抗生素,目前已经实现了全化学合成,不过还不能规模化生产,所以目前市场上的虫草素主要是通过人工栽培蛹虫草获得的。

据《全国中草药汇编》记载:"北虫草的子实体及虫体可作为冬虫夏草入药。"研究表明,蛹虫草在药理作用及临床效果方面与野生冬虫夏草基本是一致的。蛹虫草不仅含有丰富的蛋白质(含量为 39.37%,分别是猪肉、牛肉、羊肉蛋白质含量的 1.8 倍、1.5 倍、1.9 倍)和氨基酸,而且含有 30 多种人体所需的微量元素,其中磷(P)的含量是冬虫夏草的 3.5 倍,锌(Zn)、铜(Cu)、铁(Fe)的含量亦很高,硒(Se)的含量与黄芪的含量相当。所以,蛹虫草具有催眠镇静、益肝肾、补虚损、抗癌、止血、化痰、平喘等多种功效。

"冬天是虫,夏天是草,冬虫夏草是个宝。"冬虫夏草因冬季真菌寄生于蝙蝠蛾幼虫体内,到了夏季发育而成而得名。冬虫夏草究竟是虫还是草?青海大学畜牧兽医科学院副研究员、多年从事冬虫夏草人工栽培研究的王宏生介绍说,从它的形成过程来看,就是蝙蝠科许多种类的蝙蝠蛾为繁衍后代,产卵于土壤中,卵之后转变为幼虫,在此前后,冬虫夏草菌侵入幼虫体内,吸收幼虫体内的物质作为生存的营养,并在幼虫体内不断繁殖,致使幼虫体内充满菌丝,在翌年 5—7 月天气转暖时,自幼虫头部长出黄色或浅褐色的菌座,生长后冒出地面,呈草梗状,就形成我们平时见到的冬虫夏草。因此,冬虫夏草虽然兼有虫和草的外形,却非虫非草,属于菌类生物。从外形上看,冬虫夏草虫体呈金黄色、淡黄色或黄棕色,又因价格昂贵而有"黄金草"之称。其药用价值高,功效好,在国内外被视为珍品,市场需求量大,但因其天然资源稀少,故价格十分昂贵。

蛹虫草与冬虫夏草的区别如下。

1. 产地不同

野生蛹虫草一般产于吉林、河北、陕西等省;而被视为传统珍贵滋补品的冬虫夏草只生长在青藏高原及其周边地区。两者产地不同,注定了功效的区别是非常大的,这是因为生长环境不同导致功效也不同。

2. 寄生体不同

通常蛹虫草的食用部分主要是其子实体。虽然两者都属于麦角菌科虫草属,但是蛹虫草主要寄生在蚕蛹上面,而冬虫夏草寄生在蝙蝠蛾幼虫上面,两者成分有着些许相似。

3. 形成过程不同

人工养殖冬虫夏草十分困难,其形成过程是蝙蝠蛾幼虫被虫草菌感染,死后尸体、组织与菌丝结成坚硬的假菌核,在冬季低温干燥土壤内保持虫形不变达数月之久(冬虫),待夏季温湿适宜时从菌核长出棒状子实体(子囊座)并露出地面(夏草)。而蛹虫草的形成过程是,一种无性型的蛹草拟青霉的菌体成熟后,孢子散发,随风传播,落在适宜的蛹体上,并开始萌发菌丝体,菌丝体一边不断地发育,一边开始向蛹体内蔓延,于是蛹体就会被真菌感染,分解蛹体内的组织。所以两者的生长方式是完全不一样的。

4. 外形不同

两者辨别起来非常简单,外形完全不一样。

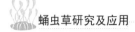

下图所示为冬虫夏草。

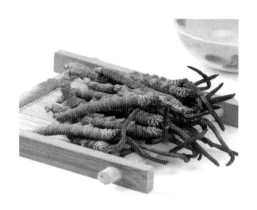

下图所示为蛹虫草。

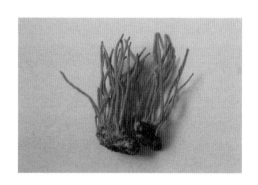

第三节　蛹虫草的研究与开发

蛹虫草的开发

　　野生的蛹虫草以药性温和、补而不峻的特点一直备受关注，但其特殊的生长条件又使其成为稀缺资源。

近年来,很多研究表明,人工栽培的蛹虫草的化学成分及药理作用与冬虫夏草相似,价格却远低于冬虫夏草。因此,蛹虫草的开发应用具有巨大的市场潜力。

由于巨大的市场需求和有限的自然资源,使得市场上的蛹虫草产品良莠不齐,因此必须加强对蛹虫草的开发与利用研究。目前,蛹虫草的人工栽培技术已经成熟,并进入了产业化生产阶段,但在栽培过程中仍有许多难题,如菌种退化、栽培技术不易掌握等,还有待于进一步研究解决。在栽培时,由于蛹虫草分布广、种类繁多等,其药理作用存在一定差异,应加强蛹虫草菌种的选育与保存,选育出药理成分含量高的品种。在人工栽培方法上,由于发酵法生产菌丝体的生产周期短,可以有针对性地提高某种或某些有效成分的含量,因此发酵法生产菌丝体将是今后蛹虫草产业化生产的重要发展方向,为蛹虫草的进一步开发提供基础。同时,应加强蛹虫草的医药基础研究,从分子水平揭示蛹虫草的药理作用,为临床使用蛹虫草提供客观的科学依据,从而拓宽蛹虫草的临床应用范围。

蛹虫草是国家认可的新资源食品

2009年3月,卫生部批准蛹虫草为新资源食品,可作为食品原料。

第二章 蛹虫草的栽培

　　随着人们生活水平的提高,蛹虫草的市场需求日益扩大。目前,各种原因导致野生虫草日益稀少,因此,人工栽培蛹虫草的开发和利用具有广阔的前景。国内外众多研究者对蛹虫草人工栽培技术进行了大量的研究,成功地获得了蛹虫草的人工栽培方法。

第一节　蛹虫草菌种制作

蛹虫草野生菌株处理

　　将野生蛹虫草子实体表面用升汞消毒,然后用刀将子实体切成两截。取上半截,从切开处纵向切开一个小口,然后徒手沿子实体纵向撕成两半。用接种针在子实体上半截中间或中间偏顶端处挑取小块子实体内部组织,将其接种到斜面培养基上,培养获得候选菌株。

菌种制备

　　在无菌条件下选取已获得的候选菌株,将其接种在斜面固体培养基上,在 22℃恒温下培养 3～5 天,在组织块周围长出放射状的菌丝后备用。

菌种复壮 ··

菌种复壮的方法主要有孢子分离复壮法、组织分离复壮法、活体蚕蛹复壮法、蚕蛹回接复壮法等。

1. 孢子分离复壮法

选择形态好、长势健壮、接近成熟的子实体,悬挂于固体培养基上,于24℃培养成单个菌落,再将单个菌落转接到固体斜面培养基上,待菌丝布满斜面后进行转色处理。

2. 组织分离复壮方法

选择形态好、长势健壮、未成熟的子实体,剪成3～6段,用75％酒精处理后放在斜面培养基上,于22℃培养至菌丝长3～5cm后,挑取菌丝尖端于新的斜面上,布满斜面后进行转色处理。

3. 活体蚕蛹复壮法

在无菌条件下将液体菌种接入蚕蛹内,在22℃的培养箱中避光培养。虫体僵硬后进行出草管理。子实体长到长2～3cm时做组织分离,做法同组织分离复壮法。

4. 蚕蛹回接复壮法

在无菌条件下将液体菌种接入蚕蛹内,在22℃的培养箱中避光培养。虫体僵硬后,取体内组织粒到斜面上,于22℃避光培养。待菌丝长到长3～5cm后,挑取菌丝尖端于新的斜面上,布满斜面后进行转色处理。

菌种的筛选复壮直接关系到蛹虫草人工栽培的结果。优良的蛹虫草子实体是获得优良人工栽培菌株的首要保证。用于组织分离的蛹虫草子实体必须新鲜、生长正常、形态健壮、颜色为橘黄色或橘红色。分离的部位对子实体生长的影响非常大。优良的菌种传2～3代后活力下降,不能保证正常出草,必须再挑选优良的蛹虫草子实体,再次进行组织分离,重新筛选优良高产栽培菌株。

优良菌株的收集与筛选是蛹虫草生产的重要基础。在进行规模生产前,必须从获得的蛹虫草菌种中选取性状优良的进行出草实验,出草实验成功后才可进行真正的规模生产。

第二节 蛹虫草菌种保藏

菌种保藏的原理是:①挑选典型菌种的优良纯种来进行保藏,最好保藏它们的休眠体,如分生孢子、芽孢等。②应根据微生物生理生化特点,人为地创造环境条件,使微生物长期处于代谢不活泼、生长繁殖受抑制的休眠状态。这些人工造成的环境主要是干燥、低温和缺氧。另外,避光、缺乏营养、添加保护剂或酸度中和剂也能有效提高保藏效果。

常见的菌种保藏方法有斜面低温保藏法、石蜡油封藏法、干燥保藏法、液氮超低温保藏法、冷冻真空干燥保藏法。

1. 斜面低温保藏法

将菌种接种在适宜的斜面培养基上,当菌丝健壮地布满斜面时取出,置于 4～6℃冰箱保藏,每隔一段时间移植转管一次。保藏时要注意冰箱物品摆放合理,湿度不能太高,以防霉菌进入试管内。保藏时间 1～6 个月。

该法的优点是简便易行,容易推广,存活率高,故科研和生产上经常使用这种保藏方法。其缺点是菌株仍有一定程度的代谢能力,保藏期短,传代次数多,菌种较容易发生变异和被污染。

2. 石蜡油封藏法

此法是在无菌条件下,将灭过菌并已蒸发掉水分的液体石蜡倒入培养成熟的菌种斜面(或半固体穿刺培养物)上,石蜡油层高出斜面顶端 1cm,使培养物与空气隔绝,加胶塞并用固体石蜡封口后,垂直放在室温或 4℃冰箱内保藏。

由于液体石蜡阻隔了空气,使菌体处于缺氧状态下,而且又防止了水分挥发,使培养物不会干裂,因而能使保藏期达 1～2年,或更长。

这种方法操作简单,不需要特殊设备,不需要经常转种。缺点是必须直立存放,占空间,不便携带和转移。

3. 干燥保藏法

干燥保藏法也叫载体保藏法,是利用各种方法将菌种吸附在载体上,将菌种用来生长繁殖的水分除去,使菌种代谢降至最低,变为休眠状态,但又能保持菌种原有的特性。根据载体不同,干燥保藏法主要有沙土管保藏法、滤纸保藏法、明胶片保藏法、硅胶保藏法、麸皮保藏法等。其中,沙土管保藏法、滤纸保藏法、明胶片保藏法使用最多。以下以沙土管保藏法进行说明。

取河沙与黄土,分别洗净、烘干、过筛(一般沙用 60 目筛,土用 120 目筛),按沙与土的比例(1～2):1 混匀,分装于小试管中,沙土的高度约 1cm。以 121℃蒸汽灭菌 1～1.5h,间歇灭菌 3 次,再经 50℃烘干,经检查无误后备用。

将需要保藏的菌株先用斜面培养基充分培养,再以无菌水制成 $10^8 \sim 10^{10}$ 个/ml 菌悬液或孢子悬液,滴入沙土管中,而后置于干燥器中抽真空 2～4h,用火焰熔封管口(或用石蜡封口),置于干燥器中,在室温或 4℃冰箱内保藏。

这是一种常用的长期保藏菌种的方法。沙土管保藏法兼具低温、干燥、隔氧和无营养物等条件,故保藏期较长,效果较好,且菌种移接方便,经济简便。它比石蜡油封藏法的保藏期长,为 1～10 年。

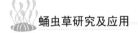

4. 液氮超低温保藏法

液氮超低温保藏法是将需要保藏的菌种和甘油、二甲基亚砜等保护剂按一定比例放于冻存管中,在液氮中、超低温(－196～－150℃)下保藏的方法。其主要原理是菌种细胞从常温过渡到低温,并在降到低温之前,使细胞内的自由水通过细胞膜外渗出来,以免膜内因自由水凝结成冰晶而使细胞损伤。

液氮超低温保藏法是国际上保藏菌种常用的方法,是目前保藏菌种最理想的方法。菌种在超低温环境中丧失了代谢功能,保持了菌株原有的性状,变异的可能性也大大降低。这种方法对大部分菌株适用,且保存时间长达5～10年。

5. 冷冻真空干燥保藏法

冷冻真空干燥保藏法又称冷冻干燥保藏法,简称冻干法。它通常用保护剂制备拟保藏菌种的细胞悬液或孢子悬液于安瓿管中,再在低温下快速将含菌样冻结,并减压抽真空,使水升华,将样品脱水干燥,形成完全干燥的固体菌块,并在真空条件下立即融封,造成无氧真空环境,最后置于低温下,使微生物处于休眠状态,得以长期保藏。

冷冻干燥保藏法是专业机构使用最多的保藏菌种的方法。该种方法结合了多种菌种保藏方法的特点,将保藏环境控制在低温、缺氧、干燥状态,同时还添加保护剂减少了对菌种的伤害,多重有利的环境因素抑制了菌种的生理活动,使菌种处于休眠状态。菌种保藏时间可达10～20年,甚至更久的时间。但该法操作比较烦琐,技术要求较高,且需要冻干机等设备。

蛹虫草菌种易退化,因此应结合实际生产采取合适的保藏方法,尽可能降低保藏温度、缩短保藏时间及减少传代次数,以确保菌种质量。

第三节 蛹虫草的人工栽培

蛹虫草的人工栽培方式主要是将菌种接种到人工饲养的蚕蛹身上,经培养而成,其形态最像野生蛹虫草。这种栽培方式难度大,存活率低,但培育条件要优于自然环境,因此蛹虫草品质更好,有效成分含量也高于野生蛹虫草。

蛹虫草的人工栽培可分为削茧、接种、培育、生长管理、采草、烘干几个工序。

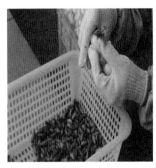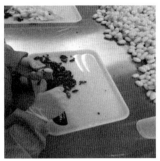

削茧

选用优良蚕茧进行削茧,挑选粒大、饱满、无破损、无霉变和虫蛀的完整蛹体。

接种

选择化蛹2～3天的新鲜、健康的蚕蛹,用75％的医用酒精对蚕蛹体表快速进行消毒后,用1ml微量注射器吸取蛹虫草菌丝体悬液,对蚕蛹进行注射接种。接种好的蚕蛹盛于培养盘内,平铺1层,不要重叠。

培育

　　将接种好菌种的蚕蛹移入预先消毒好的房间,保持室内温度 20℃、相对湿度 60%,进行黑暗培养,保持每日室内通风1h,同时室内设置灭虫灯等设备,防止蚊蝇等有害生物侵害蛹体。经过 7～10 天,蛹体内逐渐被蛹虫草菌侵染,蛹体僵化。

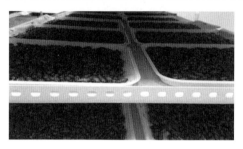

生长管理

　　蛹体僵化后对其进行整理,剔除被污染的腐败蚕蛹,将未被污染的僵化的蛹体装入瓶内,铺满瓶底,不要重叠,盖保湿透气盖或覆盖保鲜膜。培养室内保持温度 20℃左右、相对湿度 85%左右。经过 3 天左右,可从蛹体的节间褶皱处看到有菌丝长出。将瓶移入装有虫草培养灯的培养架上,通过调节光照、温差、气流等方式促进菌丝转色和子实体原基的形成,经过 40 天左右的培养,便可采收。

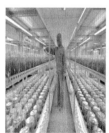 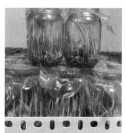

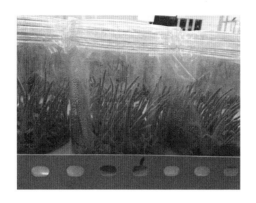

❀ 采草、烘干 --

为保证营养成分最佳，需在蛹虫草孢子粉形成前进行采收，采收完毕后于 50℃ 烘干至含水率 15％ 以下。干燥后的蛹虫草应存放在密闭的塑料袋内，于低温干燥处储存。

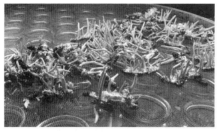

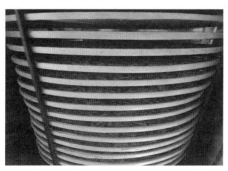

第三章 影响蛹虫草生长的因素

蛹虫草整个生长期的生理变化比较复杂，在生长过程中，对温度、湿度、通风、光照等均有一定的要求。国内外众多专家对此多有研究。2006年诺贝尔奖得主——乔治·斯穆特博士对影响蛹虫草生长的因素也进行了深入的研究。

第一节　蛹虫草生长的影响因素

温度

大量的国内外学者经过实践证明，温度是影响蛹虫草菌丝及子实体生长的重要因素之一。温度不合适是栽培实践中不出草、出劣质草或产量低下的常见原因之一。

蛹虫草栽培可分为发菌及菌丝体生长、转色、原基分化、子实体生长等几个阶段。不同温度对蛹虫草生长各阶段影响较大。在发菌及菌丝体生长阶段，培养温度保持在16～20℃，可较好地满足菌丝体生长及发育的要求，温度过高可导致菌丝细胞性能明显退化，适当的低温可促进菌丝积累营养，提高出草量。在转色阶段，培养温度以20～24℃较为适宜，过高或过低可显著影响菌丝性能，甚至完全不能出草。原基分化是子实体生长及保证良好出草的重要前提。以白昼20℃、昼夜温差5℃

为最佳原基分化温度,此条件下原基形成快,数量多,分布均匀,生长趋势好;低温及高温则显著抑制原基分化,调控好此阶段温度尤为重要。子实体生长阶段是提高蛹虫草产量及商品价值的关键时期。在 20～24℃ 的较高温度下,子实体生长迅速,但产量低,形态细小,商品性较差;而温度较低后,子实体生长缓慢,但明显增粗增长,产量及商品性能亦随之提高。综合产量、商品性能及缩短种植周期等因素,以 20℃ 最佳。

湿度

适宜的空气湿度也是蛹虫草菌丝体正常生长发育的基本条件之一。空气相对湿度低,子实体不再分化,从而干枯;空气相对湿度高,营养物质传质受阻,易污染杂菌。因此,调节好空气相对湿度对子实体的分化发育至关重要。在蛹虫草栽培过程中,在转色、出草阶段菌丝生长迅速,因此,在转色期间空气湿度必须显著高于发菌阶段,子实体生长发育阶段空气湿度又必须高于转色阶段。大量学者研究证明,在蛹虫草生长期间,60%～80% 的空气相对湿度最有利于转色及原基形成。在出草阶段,当空气相对湿度为 80%～85% 时,原基内不形成菌索,表面菌膜适中,子实体形态典型,草体粗壮,产量也最高;空气相对湿度较低时,不仅子实体数量明显下降,质量也较差;空气相对湿度较高时,子实体纤细,不仅影响产品质量,也易造成杂菌感染。在规模化生产中,一般采取在地上洒水的措施来提高空气相对湿度。

二氧化碳浓度及通气情况

二氧化碳(CO_2)浓度及通气状况影响蛹虫草菌丝与子实体生长发育,同时也是决定子实体产量与品质的主要环境因素之一。

在蛹虫草生长期,二氧化碳浓度对蛹虫草的生长速度和蛹虫草的形态均有较大的影响。二氧化碳浓度不仅影响子实体的外观品质、形态,而且对其色泽也有明显影响。研究表明,二氧化碳浓度在 $1.08\%\sim2.03\%$ 时,蛹虫草子实体粗长,整齐度较好,色泽橘黄、鲜亮,产量最高。

在蛹虫草生长过程中一般不会出现二氧化碳亏缺,但环境中二氧化碳浓度过高则会使氧气含量不足,对蛹虫草生长产生影响。在蛹虫草的实际生产中,一般采用扎孔透气与机械通风相结合的方式调控二氧化碳浓度。研究表明,培养瓶的透气性对蛹虫草菌丝体生长、原基形成、子实体生长速度及颜色等均有显著的影响。透气程度越高,菌丝体布满培养基的时间就越短,原基形成越早,子实体平均生长速度越快,同时每瓶子实体的鲜重也越大,生物转化率也越高。

光照

蛹虫草在营养菌丝生长阶段不需要光照,适合暗室培养。待菌丝长满表面后,提供散射光照,能诱发细胞转色、菌丝细胞分裂活性提高、分枝旺盛等各种综合变化结果,引起组织分化,形成子实体原基。待原基形成后,提供散射光,可促进子实体的生长发育。适当的自然散射光更适合子实体生长,可使其颜色均匀;而在光照不足的情况下,子实体生长缓慢,甚至停止生长;无光照时,原基的形成会受到影响。所以在子实体的诱导与生长期间一定要补充光照。如果白天自然光照时限不足,晚上应采用日光灯补充光照。此外,最好是控制光线从顶部射入,因为蛹虫草的生长具有向旋光性,这样才能保证蛹虫草子实体不出现畸形,并保证颜色鲜艳、气味清香。但是,强光下菌丝会提前老化,小子实体枯萎。因此,在子实体生长及发育阶段,光照极为重要,合适的光照条件才能促进蛹虫草生长发育,光照是子实体获得优质高产的关键因素。

第二节　乔治·斯穆特对蛹虫草
生长影响因素的研究

　　2017 年,乔治·斯穆特与陈振兴共同促成成立斯穆特转化科学研究院。研究院成立后重点开展了不同光照频率及物理条件对蛹虫草生长的影响课题的研究,并发表题为《LED 光照对蚕蛹蛹虫草生产二次代谢产物之影响》的文章。

LED 光照对蚕蛹蛹虫草生产二次代谢产物之影响

一、摘要

　　蛹虫草(*Cordyceps militaris*)为一种食药用菇菌,含有许多生物活性成分。目前,许多应用于蛹虫草人工栽培的研究获得了极大的成功,而我国近年来也投入了大量的人力物力在蛹虫草培育技术的研发上。将蛹虫草接种于蚕蛹中,进行蚕蛹蛹虫草人工栽培,探讨在培育过程中以不同颜色(波长)光及不同光照强度之发光二极管(light-emitting diode,LED)照射,对蚕蛹蛹虫草二次代谢产物之影响。

二、研究背景

　　冬虫夏草(*Cordyceps sinensis*)为一种珍贵的药用虫生真菌,顾名思义为寄生于昆虫的真菌,广泛分布在我国青藏高原及其周边地区。冬虫夏草含有许多生物活性成分,如虫草素、虫草酸、虫草多糖、麦角甾醇、腺苷及其他化合物,且具有抗肿瘤、免疫调节、降血脂、降血糖、抗氧化、抗病毒等作用[1],现今已广泛应用在发炎、癌症、慢性肾脏疾病、病后体虚、性功能障碍等治疗上。[2]由于严苛的宿主专一性,特殊的地理环境及条件、气候变迁,人类过度采集等,野生冬虫夏草产量急剧下降。[3]

蛹虫草(*Cordyceps militaris*)别名北冬虫夏草,又称蛹草、北方虫草或北虫草,为一种食药用菇菌,含有许多生物活性成分,如虫草素、虫草酸、虫草多糖、腺苷、超氧化物歧化酶(SOD)、硒等,其活性物质具有许多保健功效,如抗疲劳、抑制癌细胞、免疫调节、降血糖、降胆固醇、抗菌等。其生物活性成分与冬虫夏草极为相似。

三、蛹虫草研究现况

科学家们不断研究如何将具有药理功效之蛹虫草子实体,借由人工繁衍得到其珍贵的成分。20世纪90年代初期有较为突破性的进展,系以米培养基培养得到子实体。近年来,日本、韩国的培养技术更是日益精进,日本田边三菱制药株式会社从蛹虫草中纯化得到具有治疗多发性硬化症之药物(Fingolimod,FTY720)。这股风也吹进北美,加拿大、美国开始研究如何培育蛹虫草。

我国在这方面的研究是从20世纪80年代开始的,并且在蛹虫草的生物活性、人工栽培方法、化学成分、药理作用等方面做了大量的研究,取得了相当丰硕的成果。蛹虫草先后以柞蚕蛹、桑蚕蛹、蓖麻蚕蛹等为寄主在室内种植,获得成功[4]。科学家们通过探究不同的人工栽培条件,提升蛹虫草中的活性成分或子实体产量。如利用温差的刺激,可诱发蛹虫草子实体原基形成[5];蛹虫草子实体的色泽与光线强弱有关[6];光的波长对菌丝体、腺苷及虫草素的生成有显著的影响,蓝光组的虫草素含量最高,而红光组的腺苷及菌丝量最高[1];另有研究使用白光、红光、黄光、绿光、无光照等条件培育,发现红光下的菌丝及虫草素生成量达到最高。以相同颜色(波长)的光照射所得的结论不尽相同,其原因可能是光的波长、强度、照射时间亦有不同的设定。

四、本研究的技术优势

(一)替代性

冬虫夏草的价格比蛹虫草昂贵许多,但两者的生物活性成分相似,且蛹虫草可以人工大量培养。已有许多科学文献证实,蛹虫草具有很好的保健功效,未来蛹虫草在某些方面可取代冬虫夏草。

(二)新型药物的发展性

蛹虫草中含有虫草素及抗癌药物成分喷司他丁(Pentostatin,PTN)。PTN目前可用于治疗慢性淋巴细胞白血病、非霍奇金淋巴瘤、皮肤 T 细胞淋巴瘤及毛细胞白血病,特别是对对干扰素不敏感的毛细胞白血病有明显疗效,目前成为该病的重要治疗药物。

(三)保健食品的发展性

现代社会生活工作节奏快,人们的压力大。蛹虫草中的虫草素具有抗菌、消炎、抗氧化、抗肿瘤、调节内分泌及增强免疫功能等作用,因此蛹虫草作为保健食品将拥有巨大的市场潜力。

(四)蛹虫草中活性成分含量的提升

利用四种不同波长(蓝光、绿光、黄光、红光)以及两种不同光照强度(500、1000lux)的光在培育过程中照射蚕蛹蛹虫草,并与白光对照,找出最合适的条件,以提高蚕蛹蛹虫草中活性成分的含量。

五、研究目的

利用不同颜色(波长)光及不同光照强度之 LED 照射,控制蚕蛹蛹虫草的生长,并探讨各个条件对蚕蛹蛹虫草二次代谢产物产量之影响。

六、研究计划之架构

蛹虫草菌（*Cordyceps militars*）

↓

菌种培养,接种至蛹体

↓

第一阶段:菌丝布满(17℃±1℃,65％±5％ RH,避光培养 3～5 天)

↓

第二阶段:菌丝体成熟(23℃±1℃,65％±5％ RH,避光培养 5 天)

↓

第三阶段:转色开始(不同光照、温差刺激 10 天)
(光照 14h,22℃±1℃)(黑暗 10h,12℃±1℃)

光照强度 300lux	光照强度 600lux
对照组:白光(传统日光灯)	对照组:白光(传统日光灯)
实验组:LED 蓝光(440～450nm)	实验组:LED 蓝光(440～450nm)
实验组:LED 绿光(510～520nm)	实验组:LED 绿光(510～520nm)
实验组:LED 黄光(580～590nm)	实验组:LED 黄光(580～590nm)
实验组:LED 红光(650～660nm)	实验组:LED 红光(650～660nm)

↓

第四阶段:转色完全后(光照 24h,22℃±1℃)

↓

第五阶段:产生小米状突起(加强通风,22℃±1℃,80％～85％ RH)

↓

采收(长至 7～8cm,顶端出现小刺,呈现橘黄色或橘红色棒状)

↓

指标成分分析:虫草素、虫草酸、虫草多糖、腺苷、SOD、硒

七、研究方法及材料

(一)实验菌种

蛹虫草(*Cordyceps militaris*)。

(二)菌种培养

1.菌种培养基准备

挑选优质、无病菌的马铃薯,经削皮、洗净、切片,电子秤称量 200g,放在铝锅中加 1L 水烧煮。煮开后保温 20min,再用 6 层纱布过滤,滤液中加入葡萄糖 10g、蛋白胨 10g、蛹虫草粉 5g、琼脂 20g、磷酸二氢钾 5g、硫酸镁 3g、维生素 B_1 10mg、金银花粉 20g,加水稀释至 1000ml。分装在玻璃试管中,塞好棉塞,放置于高压锅中,在 121℃下灭菌 30min。

2.接种

用接种铲取米粒大小的母种,移植在新的试管斜面上。23℃恒温培养 7 天,备用。

(三)寄主

1.蛹体的选择

经冷藏和运输的蚕蛹,尚需细致挑选。首先要除死蛹,死蛹污染程度高,栽培种内若混入死蛹,长草必然失败。再者必须排除已发生蛾化的蛹体,否则接种菌种后,不但不能感染蛹体,而且几天后化蛾,将导致试验失败。所以要挑选新鲜而饱满的活蛹,这是菌丝体感染和生长的基本保证。

2.蛹体的消毒

(1)UV 照射 0.5h。

(2)^{60}Co 辐射。

(3)75%酒精浸泡 2min。

(4)3%过氧化氢溶液浸泡 2min。

(5)UV 照射 0.5h,75%酒精浸泡 2min。

每次蛹体消毒后,放入肉汤平板,37℃过夜,观察有无杂菌生长。最后确定以 UV 30min、75%酒精 2min 理化因素复合处

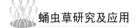

理为好。

3.蛹体的接种

在无菌条件下,在蚕蛹翼翅正后方与第三环节交叉口注射约 0.1ml 菌种。

4.培养环境的调控

(1)第一阶段

培养温度 17℃±1℃,相对湿度 65%±5%,以自然气温为好。若气温过高,不宜使用空调,而以冰水调节为佳,冰水既可降温又能补湿,有利于蛹虫草菌丝生长。避光培养 3～5 天,直到菌丝布满。

(2)第二阶段

提高培养温度至 23℃±1℃,相对湿度 65%±5%,避光培养 5 天,直到菌丝体成熟,预备转色。

(3)第三阶段

以不同光照及温差(光照 14h、22℃±1℃/黑暗 10h、12℃±1℃)刺激转色,以传统日光灯(白光)作为对照组,实验组分别使用不同波长(蓝色、绿色、黄色、红色)及不同光照强度(500、1000lux)的 LED 灯,直到转色完全。

(4)第四阶段

转色完全后,光照转为 24h,培养温度 22℃±1℃。

(5)第五阶段

产生小米粒状突起,加强室内通风,培养温度 22℃±1℃,相对湿度 80%～85%。

5.蛹虫草生长过程

将蛹体放入栽培种内,经 2～3 天,在蛹体上长出白色菌丝体,培养 7 天后,蛹体上布满白色菌丝体,并分泌橘黄色色素,色素由浅入深,14 天后转为橘红色,21 天后在蛹体上长出橘黄色或橘红色子实体原基,随着原基的逐渐伸长,4 周后出现橘黄色或橘红色子实体。子实体大多数呈圆柱状,少数呈扁平状,最高达 8.5cm。

6.蛹虫草的采收

经 45 天的培育,采收蛹虫草的子实体,测量其长度、粗细及质量,并观察其色泽。将蛹虫草子实体干燥,作为后续成分分析之样品。

(四)腺苷及虫草素的分析

1.样品处理

称取蛹虫草样品 0.5g,装入 10ml 样品瓶中,再加入 5ml 15％甲醇溶液,置入 100℃烘箱中,萃取 60min。再将萃取液分装至 1.5ml 微量离心管中,以转速 14000g 离心 10min。收集上清液,以 0.22μm 滤膜进行过滤后,装入新的微量离心管中,以利后续分析。

2.仪器参考条件

高效液相色谱(HPLC)分析条件:移动相为 0.02mmol/L KH$_2$PO$_4$:MeOH＝85:15(V/V),样品注入 HPLC 体积为 20μL,流速控制在 1.0ml/min,UV 侦测器侦测波长为 254nm,分析管柱为高效反相层析柱 LiChrospher® 100 RP-18e(5μm,Merck,Darmstadt,Germany)。移动相配制方法为以精密天平(AND GF-300)称取 2.7218g KH$_2$PO$_4$,溶于 850ml 去离子水中,完全溶解后加入 100％甲醇 150ml,以超声波振荡机(DELTA® DC 600H)振荡 10min,再以 0.22μm 滤膜过滤。

3.标准曲线制备

以 HPLC 分析腺苷及虫草素含量[1]。先制作腺苷及虫草素标准曲线,将标准品以 15％甲醇溶液(15ml 100％甲醇＋85ml H$_2$O)分别稀释成 100、200、300、400、500 及 600μg/ml,再以 HPLC 分析,并绘制标准曲线。

(五)虫草多糖的分析(紫外分光光度法)

1.样品处理

准确称取蛹虫草样品1g,置于100ml的离心瓶中,加15ml热水(温度>90℃),搅拌直至溶解。取此待测液15ml,加75ml无水乙醇,搅拌均匀,在离心机中以4000r/min离心10min,并小心弃去上清液,再加15ml热水(温度>90℃)冲洗离心瓶中沉淀物。重复一次后再以4000r/min离心10min,小心用吸管将上清液吸去。然后用热水分次溶解沉淀并稀释定容至250ml,过滤,弃去初滤液即为待测液。

2.标准曲线制备

准确吸取葡萄糖标准液(0.1mg/ml)0、0.1、0.2、0.4、0.6、0.8、1.0ml于10ml具塞比色管中,加水至1.0ml,加入0.2%蒽酮硫酸溶液5ml,充分混匀,在沸水浴中加热10min,取出,在流水中冷却20min后,在620nm波长下,以试剂空白调零,测定各管的吸光度值,绘制标准曲线。

3.样品测定

准确吸取样品待测液1.0ml,按标准曲线绘制步骤于620nm波长下测定吸光度值,并求出样品含糖量。

(六)超氧化物歧化酶的分析(紫外分光光度法)

1.样品处理

称取1g蛹虫草样品于研钵中,加入9.0ml蒸馏水,研磨5min,移入10ml离心管,用少量水冲洗研钵,洗涤液并入离心管中,加水至刻度,4000r/min离心15min,取上清液,即为待测液。

2.邻苯三酚自氧化速率测定

在25℃左右,于10ml比色管中依次加入pH 8.2 0.1mol/L Tris-HCl缓冲溶液2.35ml、蒸馏水2.00ml、4.5mmol/L邻苯三酚盐酸溶液,立即混合并倾入比色皿,分别测定在325nm波长条件下的初始值和 1min 后的吸光度值,两者之差即为邻苯三酚的自氧化速率;分别加入一定量待测液和 SOD 酶液抑制邻苯三酚自氧化。SOD 活性测定公式如下:

$$SOD\ 活性 = \frac{(邻苯三酚自氧化速率 - 待测液氧化速率) \times 100\% \times 反应液总体积 \times 稀释倍数}{邻苯三酚自氧化速率 \times 50\% \times 所加酶液和待测液的体积}$$

(七)硒的分析(原子荧光光谱法)

1.样品处理

称取蛹虫草样品 0.5g,置于消化管中,加 10ml 硝酸、2ml 过氧化氢溶液,振摇混合均匀,于微波消解仪中消化。消解结束待冷却后,将消化液转入锥形烧瓶中,加几粒玻璃珠,在电热板上继续加热至近干,切不可蒸干。再加 5ml 盐酸(6mol/L),继续加热至溶液变为清亮无色并伴有白烟出现,冷却,转移至 10ml 容量瓶中,加入 2.5ml 铁氰化钾溶液(100g/L),用水定容,混匀待测。同时做试剂空白试验。

2.仪器参考条件

负高压 340V;灯电流 100mA;原子化温度 800℃;炉高 8mm;载气流速 500ml/min;屏蔽气流速 1000ml/min;标准曲线法;读取峰面积;延迟时间 1s;读数时间 15s;加液时间 8s;进样体积 2ml。

3.标准曲线制作

以盐酸(5+95)为载流,硼氢化钠碱溶液(8g/L)为还原剂,连续用标准系列的零管进样,待读数稳定之后,将含硒标准系列溶液按硒的质量浓度由低到高的顺序分别导入仪器,测定其荧光强度,以硒的质量浓度为横坐标、荧光强度为纵坐标,制作标准曲线。

(八)虫草酸的分析(高效液相色谱法)

1.样品处理

准确称取虫草酸标准品,用甲醇定容,配制成质量浓度一定的标准溶液。称取蛹虫草样品 0.506g,加水 5ml,采用超声波提取 30min,再静置 30min 后,将上清液以 35r/min 速度离心 15min,定容至 10ml。上机分析测定。

2.仪器参考条件

采用正向氨基色谱柱 Agilent Zorbax NH2(250mm × 4.6mm,5μm),以乙腈-水(78∶22)为流动相,流速 1.0ml/min,柱温 30℃,示差折光检测器检测(内部温度 35℃)。

八、研究结果

(一)不同颜色(波长)光在300lux下对蚕蛹蛹虫草二次代谢产物产量之影响

表 1 所示为 300lux 下,各种颜色(波长)光照组对蚕蛹蛹虫草二次代谢产物产量之影响。由表可见,红光组的虫草素及虫草多糖的含量显著高于其他组($P<0.05$);蓝光组的虫草酸及硒的含量显著高于其他组($P<0.05$);白光组的腺苷的含量显著高于其他组($P<0.05$);白光及红光组的 SOD 的活性显著高于其他组($P<0.05$)。

表1 不同颜色(波长)光在300lux下对蚕蛹蛹虫草
二次代谢产物产量之影响

项目	白光	蓝光	绿光	黄光	红光
虫草素含量/(mg/100g)	290[bc]	367[ab]	259[c]	341[abc]	420[a]
虫草酸含量/(g/100g)	4.56[e]	6.69[a]	4.84[d]	5.82[c]	5.99[b]
虫草多糖含量/(g/100g)	0.84[b]	0.74[bc]	0.67[c]	0.48[d]	1.00[a]
腺苷含量/(mg/100g)	60.20[a]	0.00[c]	0.00[c]	0.00[c]	35.50[b]
SOD 活性/(U/g)	451[a]	396[ab]	302[b]	356[ab]	460[a]
硒含量/(mg/100g)	2.3[b]	2.5[a]	2.1[c]	2.2[b]	1.2[d]

注:不同字母表示结果之间呈显著性差异($P<0.05$)。下同。

（二）不同颜色（波长）光在 **600lux** 下对蚕蛹蛹虫草二次代谢产物产量之影响

表 2 所示为 600lux 下，各种颜色（波长）光照组对蚕蛹蛹虫草二次代谢产物产量之影响。由表可见，白光组的虫草素、虫草酸、腺苷的含量和 SOD 的活性显著高于其他（$P<0.05$）；绿光组的虫草多糖的含量显著高于其他组（$P<0.05$）；白光及蓝光组的硒的含量显著高于其他组（$P<0.05$）。

表 2　不同颜色（波长）光在 **600lux** 下对蚕蛹蛹虫草
二次代谢产物产量之影响

项目	白光	蓝光	绿光	黄光	红光
虫草素含量/(mg/100g)	488[a]	372[b]	207[d]	285[c]	295[c]
虫草酸含量/(g/100g)	5.65[a]	5.33[b]	5.43[b]	4.26[c]	2.05[d]
虫草多糖含量/(g/100g)	0.47[d]	0.96[b]	1.15[a]	1.09[ab]	0.76[c]
腺苷含量/(mg/100g)	80.3[a]	12.6[b]	12.7[b]	10.0[b]	0.0[b]
SOD 活性/(U/g)	515[a]	441[ab]	463[ab]	472[ab]	415[b]
硒含量/(mg/100g)	2.9[a]	2.8[a]	2.3[bc]	2.4[b]	2.0[c]

（三）不同光照强度对蚕蛹蛹虫草二次代谢产物产量之影响

表 3 所示为白光组在 300lux 及 600lux 下对蚕蛹蛹虫草二次代谢产物产量之影响。结果显示，600lux 下虫草素、虫草酸、腺苷、硒的含量和 SOD 的活性显著高于 300lux 下（$P<0.05$）；虫草多糖的含量则是在 300lux 下显著高于在 600lux 下（$P<0.05$）。

表 3　不同光照强度之白光对蚕蛹蛹虫草二次代谢产物产量之影响

项目	300lux	600lux
虫草素含量/(mg/100g)	290[b]	488[a]
虫草酸含量/(g/100g)	4.56[b]	5.65[a]

（续表）

项目	300lux	600lux
虫草多糖含量/(g/100g)	0.84[a]	0.45[b]
腺苷含量/(mg/100g)	60.2[b]	80.3[a]
SOD 活性/(U/g)	451[b]	515[a]
硒含量/(mg/100g)	2.3[b]	2.9[a]

九、讨论

光的波长对植物的生长、成熟及二次代谢产物具有调节作用是众所皆知的。光照的条件会影响蛹虫草子实体的发育，不同的波长及光照强度对蛹虫草二次代谢产物产生显著的影响。在 300lux 的组别中（见表 1），红光组的虫草素、多糖的含量及 SOD 的活性显著高于蓝光、绿光及黄光组，而虫草酸及腺苷的含量则仅次于蓝光组。在 600lux 的组别中（见表 2），以白光组二次代谢产物的产量最高，虫草素、虫草酸、腺苷、硒的含量和 SOD 的活性显著高于蓝光、绿光、黄光及红光组，而虫草多糖的含量以绿光组最高。Dong 等[7]的研究结果为：虫草素含量的顺序为蓝光＞粉红光＞日光＞黑暗；本研究结果为：虫草素含量最高的组别则为红光（300lux）及白光（600lux）。此差异显示不同菌株对光的反应及敏感性不同，最适合的光照条件也有所不同。600lux 的白光组对照 300lux 的白光组（见表 3），可发现光照强度的提升对于虫草素、虫草酸、腺苷、SOD 及硒的累积是有帮助的。本研究为蛹虫草子实体的栽培方法的优化及子实体质量的提升提供了更多的依据。

十、结论与展望

在蛹虫草的培育过程中，可通过对光波长及光照强度的调控，使蚕蛹蛹虫草之二次代谢产物含量获得提升。本研究结果显示，600lux 的白光为生产虫草素、虫草酸、腺苷、SOD 及硒之最佳光源,且相较于300lux的白光照射,前述之二次代谢产物含量均显著提升。未来可以针对光照强度提升至600lux以上对蚕蛹蛹虫草的二次代谢产物含量的影响做进一步的研究探讨。

参考文献

[1] 林冠廷.影响蛹虫草固态发酵生产虫草素之研究.台北:宜兰大学生物技术研究所,2010.

[2] Xu J，Huang Y，Chen X X，et al. The mechanisms of pharmacological activities of *Ophiocordyceps sinensis* Fungi. Phytotherapy Research，2016,30(10):1572-1583.

[3] Wang W J，Wang K，Wang X L，et al. Investigation on natural resources and species conservation of *Ophiocordyceps sinensis*，the famous medicinal fungus endemic to the Tibetan Plateau. Protein & Cell，2017,9(8):671-673.

[4] 蒋本律,徐银根.蓖麻蚕蛹蛹虫草人工栽培研究.中国野生植物资源，1996,15(2):12.

[5] 冉翠香,王莉,许智宏.人工栽培蛹虫草子实体原基的诱发形成.食用菌，2001,23(4):9.

[6] 陈顺志,吴佩杰.瓶载蛹虫草子座的方法.生物学通报,1992(1):44.

[7] Dong J Z，Liu M R，Lei C，et al. Effects of selenium and light wavelengths on liquid culture of *Cordyceps militaris* link. Applied Biochemistry and Biotechnology,2012,16(8):2030-2036.

附:实验过程照片

对照实验组:白光 300lux

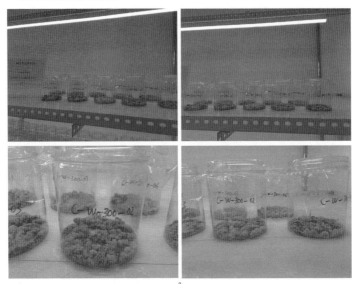

对照实验组:白光 600lux

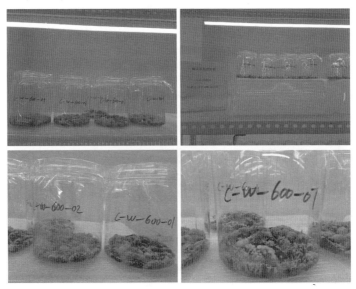

实验组:红光 300lux

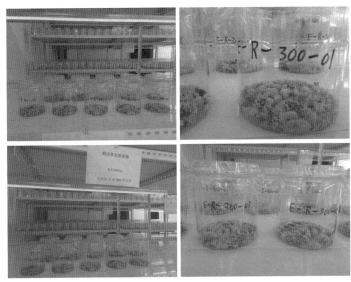

实验组:红光 600lux

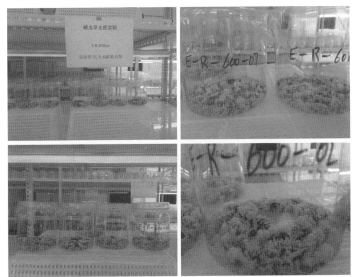

实验组：绿光 300lux

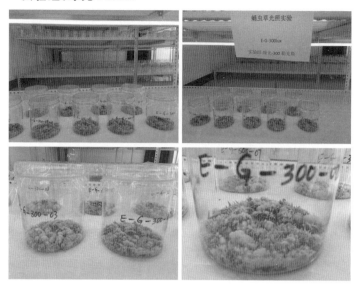

实验组：绿光 600lux

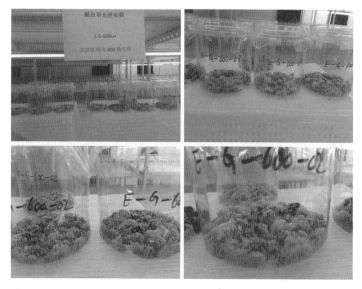

实验组：黄光 300lux

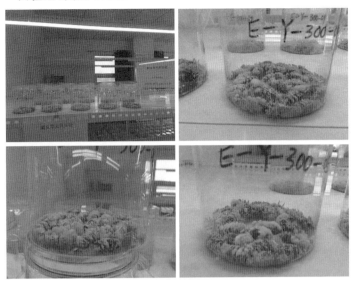

实验组：黄光 600lux

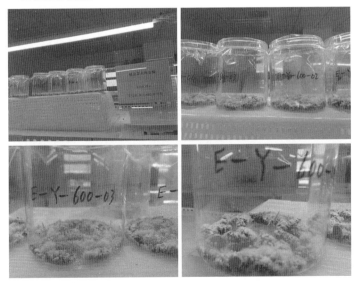

实验组：蓝光 300lux

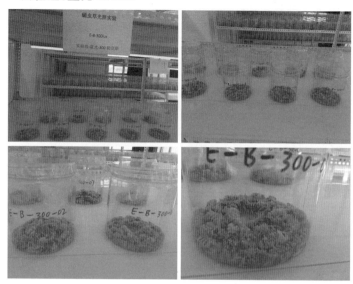

实验组：蓝光 600lux

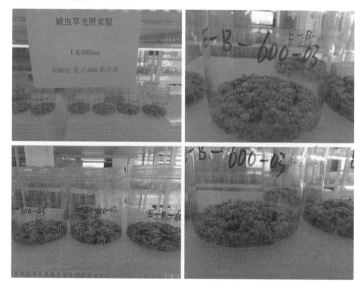

第四章　蛹虫草的有效成分

研究表明,蛹虫草子实体及菌丝体中含有各种活性物质,主要包括类胡萝卜素、麦角甾醇类化合物、脂肪酰类化合物、核苷类化合物、多糖类化合物等生物活性成分,具有抗肿瘤[2-3]、免疫调节[4-5]、抗氧化[6]、抗菌、降血糖、降血脂[7]等药理活性,具有良好的保健功效[3,6,8]。

第一节　类胡萝卜素

类胡萝卜素是一种重要的天然色素,广泛存在于自然界中,具有许多特殊的药理作用,包括抗肿瘤[9-10]、抗氧化[11]、保护视力[12]、增强免疫力等。人体自身不能合成类胡萝卜素,只能从外界摄取。

Dong 等[13]从蛹虫草子实体中分离出四种类胡萝卜素:2,3,2′,3′-四脱氢-18,16′,17′,18′-去四甲基-ε,ε-胡萝卜素-5,5′,1′-三醇;2,3,2′,3′-四脱氢-18,1′,16′,17′,18′-去五甲基-ε,ε-胡萝卜素-5,5′-二醇;2,3,2′,3′-四脱氢-18,17′,18′-去三甲基-ε,ε-胡萝卜素-5,5′-二醇;2,3,2′,3′-四脱氢-18,18′-去二甲基-ε,ε-胡萝卜素-5,5′-二醇。陈策等[14]从蛹虫草子实体中分离出玉米黄素。玉米黄素是一种抗氧化剂,主要分布在胰脏、卵巢、肝脏等脏器中,可以有效阻断体内的链式自由基反应,防止脂质过氧化,延缓衰老,在食品和医药行业具有广阔的应用前景[15]。

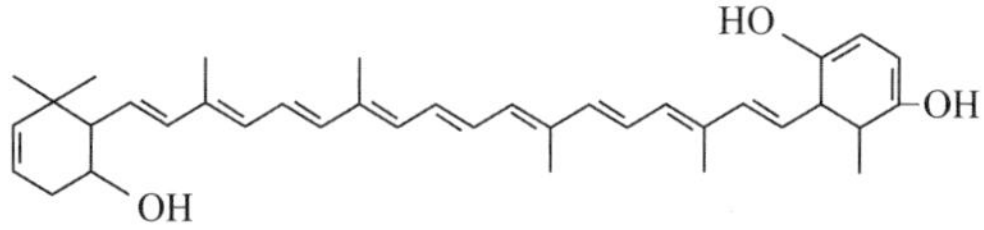

2,3,2′,3′-四脱氢-18,16′,17′,18′-去四甲基-ε,ε-胡萝卜素-5,5′,1′-三醇

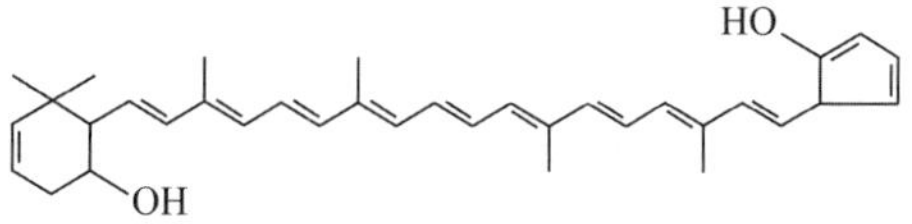

2,3,2′,3′-四脱氢-18,1′,16′,17′,18′-去五甲基-ε,ε-胡萝卜素-5,5′-二醇

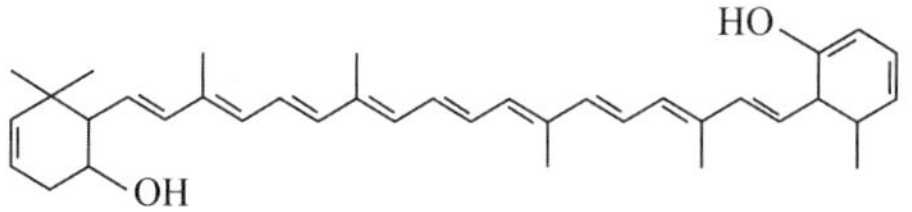

2,3,2′,3′-四脱氢-18,17′,18′-去三甲基-ε,ε-胡萝卜素-5,5′-二醇

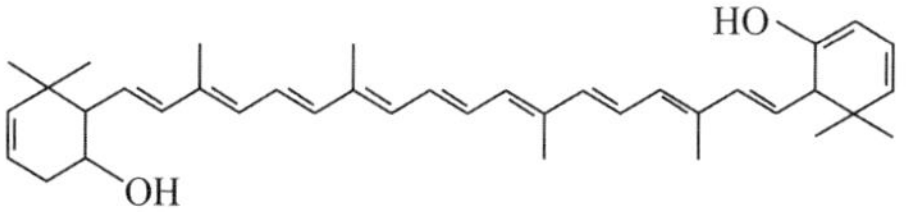

2,3,2′,3′-四脱氢-18,18′-去二甲基-ε,ε-胡萝卜素-5,5′-二醇

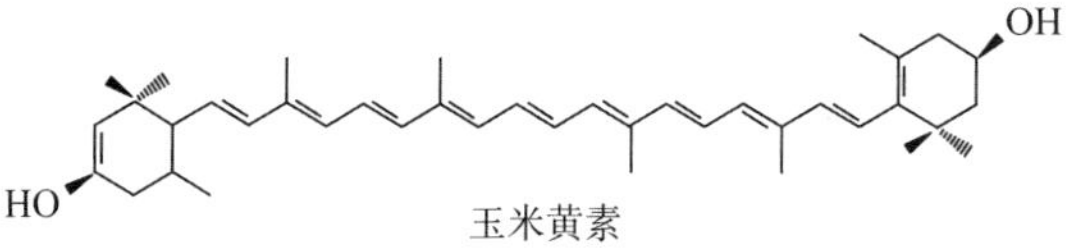

玉米黄素

类胡萝卜素类

第二节　麦角甾醇类化合物

陈策等[16]从人工栽培的蛹虫草子实体中分离得到二氢胆甾醇反油酸酯、1-油酰基-2-亚油酸-3-棕榈酸甘油、麦角甾醇、4,6,8(14),22(23)-四烯-3-酮-麦角甾醇、β-谷甾醇、啤酒甾醇等化合物。吕子明等[17]从人工栽培的蛹虫草子实体当中分离出 7(8),24(28)-二烯-3-醇-4-甲基-(3β,4α,5α)-豆甾烷

等化合物。Matsuda 等[18]从人工栽培的蛹虫草菌丝体中分离纯化出 5α,8α-表二氧-22E-麦角甾烷-6,22-双烯-3β-醇、5α,8α-表二氧-22E-麦角甾烷-6,9(11),22-三烯-3β-醇、5α,6α-环氧-5α-麦角甾烷-7,22-双烯-3β-醇等 3 个化合物。这 3 个化合物对肿瘤细胞都显示出一定的毒性,其半抑制浓度（IC$_{50}$）值为 7.3～

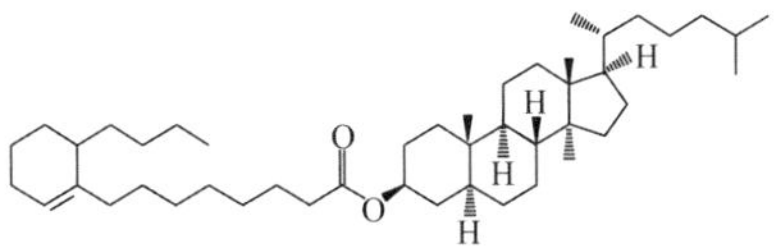

二氢胆甾醇反油酸酯

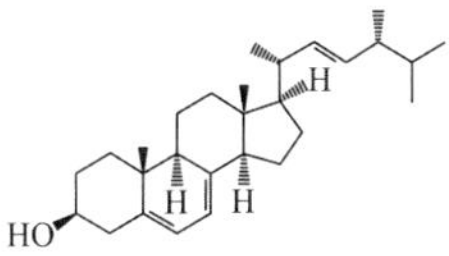

麦角甾醇

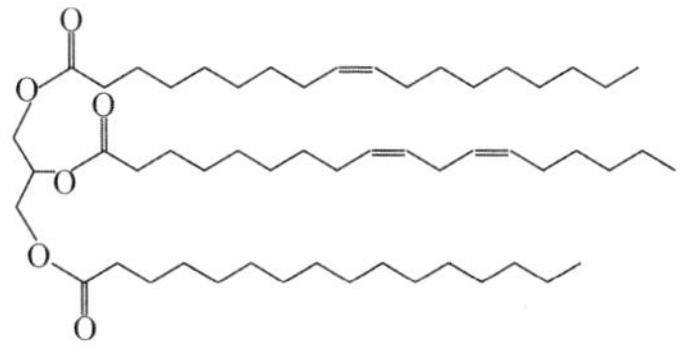

1-油酰基-2-亚油酸-3-棕榈酸甘油

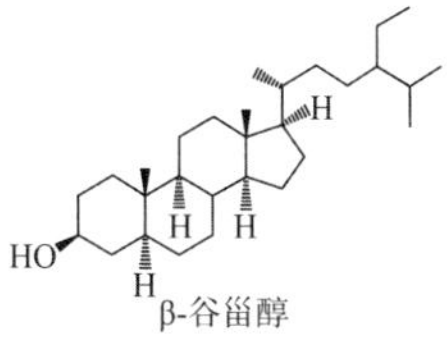

β-谷甾醇

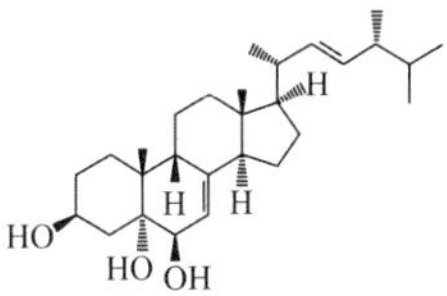

啤酒甾醇

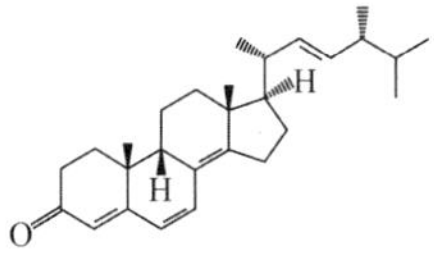

4, 6, 8(14), 22 (23)-四烯-3-酮-麦角甾醇

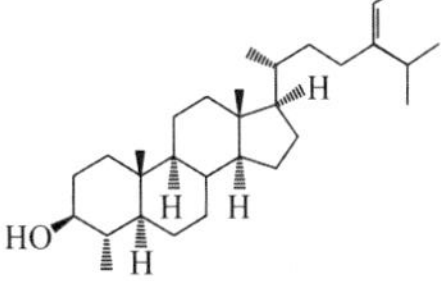

7(8), 24(28)-二烯-3-醇-4-甲基-(3β, 4α, 5α)-豆甾烷

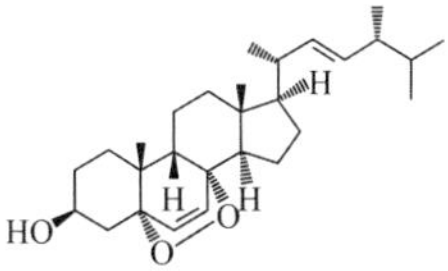

5α,8α-表二氧-22E-麦角甾烷-6,22-双烯-3β-醇

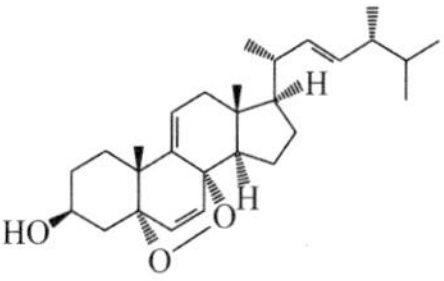

5α,8α-表二氧-22E-麦角甾烷-6,9(11),22-三烯-3β-醇

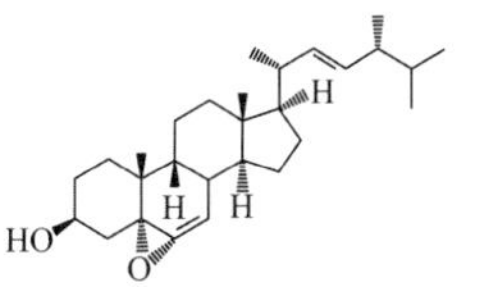

5α,6α-环氧-5α-麦角甾烷-7,22-双烯-3β-醇

麦角甾醇类化合物

$7.8\mu g/ml$。进一步研究表明,这 3 个化合物可以通过激活胱天蛋白酶 3/7(Caspase 3/7)途径诱导肿瘤细胞凋亡。

第三节　脂肪酰类化合物

吕子明等[17]从蛹虫草子实体中分离出二十四烷酸乙酯、二十四烷酸甲酯、十八烷酸、二十四烷酸甘油单酯、N-羟乙基十八酰胺。

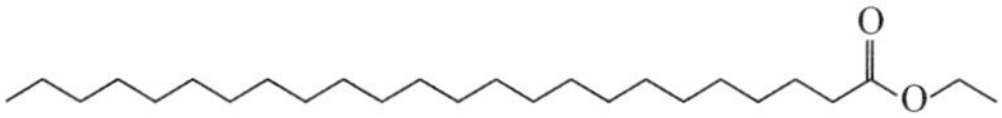

二十四烷酸乙酯

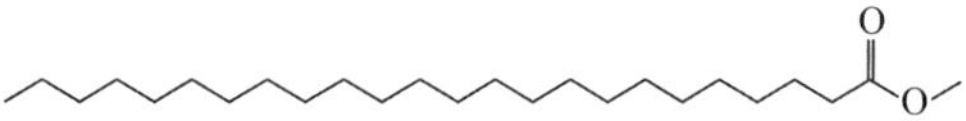

二十四烷酸甲酯

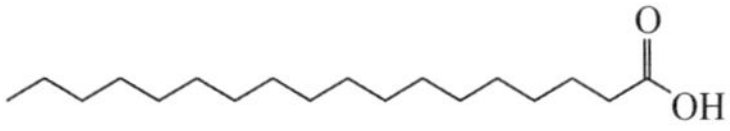

十八烷酸

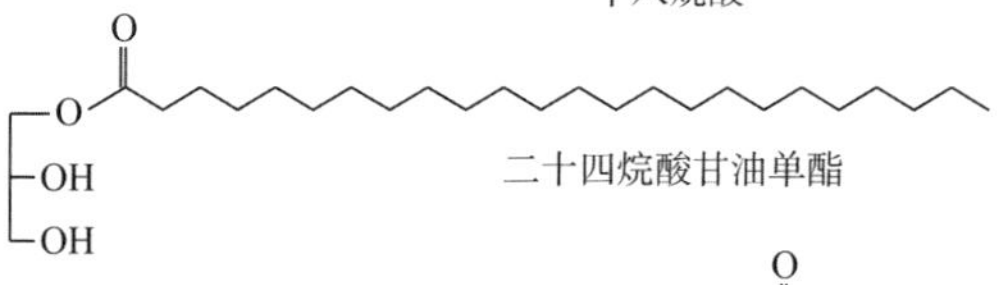

二十四烷酸甘油单酯

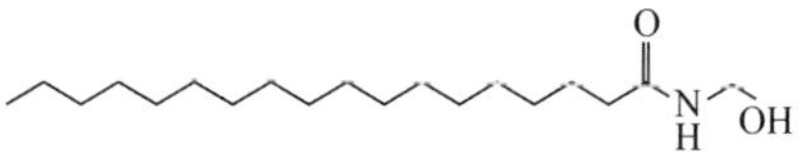

N-羟乙基十八酰胺

脂肪酰类化合物

第四节　核苷类化合物

核苷类化合物是蛹虫草中重要的药理活性物质。蛹虫草子实体及发酵液中含有虫草素（3′-脱氧腺苷）、腺苷、尿嘧啶、腺嘌呤、次黄嘌呤等一系列核苷类物质，目前研究较多的是虫草素和腺苷。

Yang 等[19]用亲水色谱-电喷雾飞行时间质谱（HILIC-ESI/TOF/MS）和 HILIC-ESI/MS 联合分析的方法鉴定出蛹虫草中的胸腺嘧啶、尿嘧啶、胸腺嘧啶核苷、2′-脱氧尿嘧啶核苷、尿嘧啶核苷、次黄嘌呤、腺嘌呤、腺苷、黄嘌呤、肌苷、胞嘧啶、鸟嘌呤、胞嘧啶核苷、鸟嘌呤核苷、2′-氯腺苷等核苷类成分。吕子明等[17]从蛹虫草子实体中分离出虫草素、腺苷、N-羟乙基腺苷。姜泓等[20]从人工栽培的蛹虫草子实体中分离出 N-甲基腺苷、O-乙酰基虫草素、N-[β-（乙酰胺甲酰）氧乙基]腺苷。腺苷可以扩张冠状动脉及周围血管，增加冠状动脉血流量，降低血压，还具有很强的抗血小板聚集作用[21]。N-羟乙基腺苷是一种腺苷衍生物[22]，是第一个生物来源的钙离子拮抗剂和心肌收缩因子[23]，对辐射伤害有保护效果[24]，可用于治疗心律失常、心肌缺血、心绞痛、高血压、脑血栓等[25]。卢丽丽[26]以小鼠 Lewis 肺癌细胞为模型，采用细胞存活率分析MTT 法测定蛹虫草活性组分体外抗肿瘤活性，发现其对小鼠Lewis 肺癌细胞具有较强的抑制作用，并且呈现出剂量依赖效应。

虫草素是蛹虫草中最主要的核苷类活性成分，属嘌呤类生物碱，具有抗肿瘤、抗氧化、抗炎、抗血小板聚集、免疫调节广泛的生物学活性。国内外科学家对其进行了广泛而深入的研究[27-29]，已有不少以虫草素为主要成分的保健食品、化妆品、药品等投放市场。

虫草素的抗癌机制是通过调节细胞内嘌呤生物合成和脱氧核糖核酸/核糖核酸（DNA/RNA）生物合成诱导细胞凋亡，还可以通过激活腺苷-磷酸激活蛋白激酶（AMPK）抑制核转录

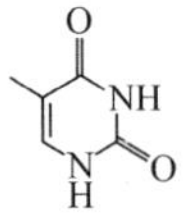

胸腺嘧啶 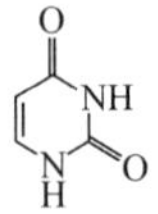　　　尿嘧啶 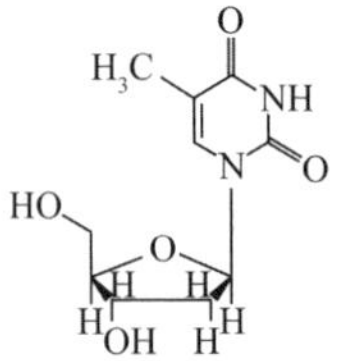　　　胸腺嘧啶核苷 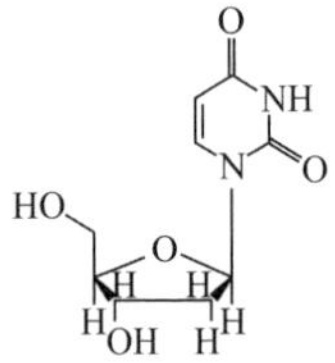　　　2′-脱氧尿嘧啶核苷

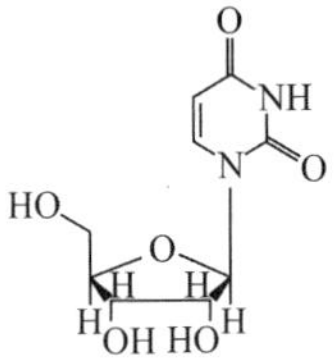

尿嘧啶核苷 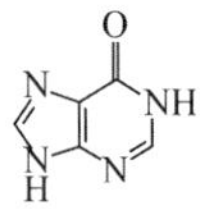　　　次黄嘌呤 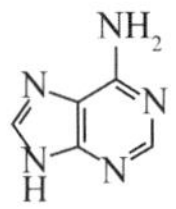　　　腺嘌呤 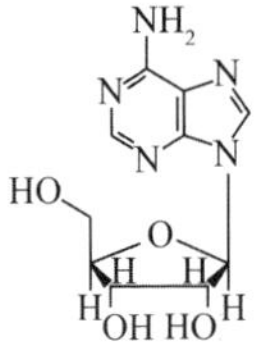　　　腺苷

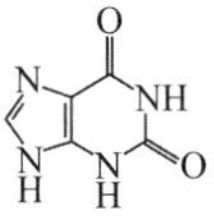

黄嘌呤 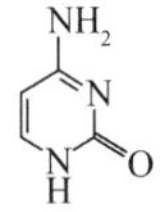　　　胞嘧啶 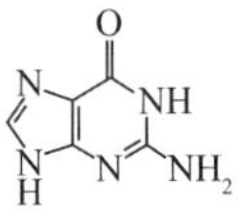　　　鸟嘌呤 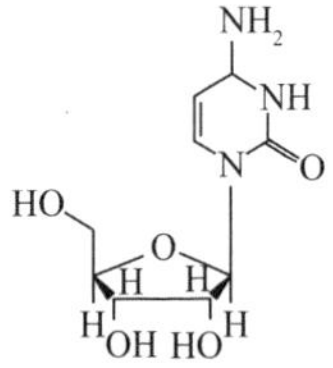　　　胞嘧啶核苷

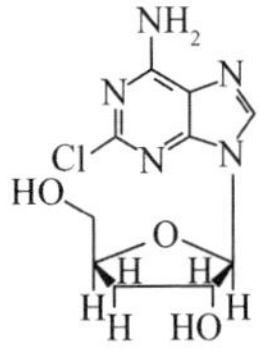

2′-氯腺苷 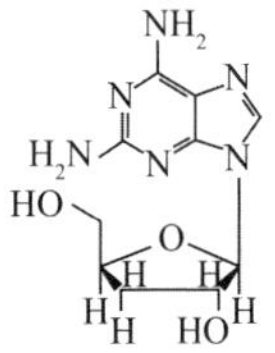　　　鸟嘌呤核苷 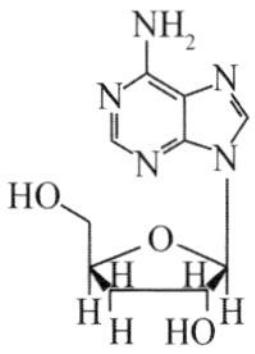　　　虫草素

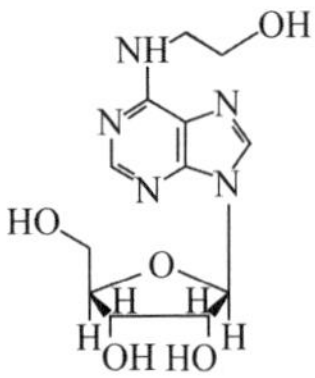

N-羟乙基腺苷 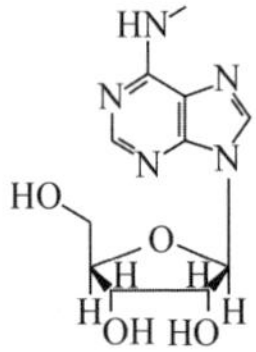　　　N-甲基腺苷 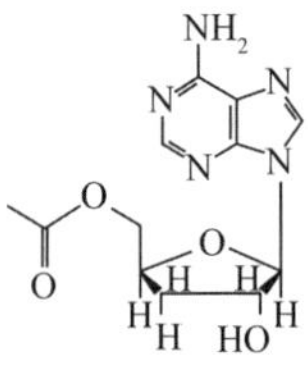　　　O-乙酰基虫草素 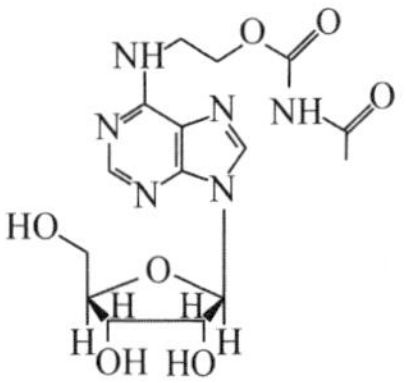　　　N-[β-(乙酰胺甲酰)氧乙基] 腺苷

核苷类化合物

因子(NF-κB)活性和哺乳动物类雷帕霉素靶蛋白(mTOR)信号传导,进而抑制肿瘤细胞的增殖。虫草素还可以诱导肿瘤细胞凋亡,阻滞细胞周期,进而抑制各种癌症类型细胞系的增殖和生长[30-31]。

体外实验表明,蛹虫草(WIB-801CE)发酵液中的虫草素成分可以促进脾淋巴细胞增殖,以及脾淋巴细胞分泌细胞因子,还可以改善环磷酰胺诱导的免疫抑制小鼠的症状,表现出一定的免疫调节作用[4]。

虫草素通过以剂量依赖方式上调 Nrf2 和 HO-1 的表达,降低 LPS 诱导的急性肺损伤小鼠体内过氧化物酶活性和丙二醛含量,减少小鼠体内炎症因子的产生,对小鼠急性肺损伤具有显著的改善作用[32]。

第五节　多糖类化合物

多糖是一种生物大分子,不仅是一种必需的营养物质,而且与机体的各种生理功能密切相关,在维持细胞功能和机体的生命活动过程中起着重要的作用。虫草多糖是蛹虫草最重要的活性成分之一[33]。各种实验证明,虫草多糖具有降血糖、降血脂[34]、保护肝脏、抗氧化、抗肿瘤[35]等生物学活性。

从蛹虫草子实体中分离的碱溶性多糖 CMPB90-1,分子质量为 5.8kDa,单糖组成为半乳糖、葡萄糖和甘露糖。体外实验表明,CMPB90-1 可以促进脾淋巴细胞增殖,增强自然杀伤细胞的毒性,促进淋巴细胞分泌白细胞介素-2(IL-2),并且还可以激活 TLR2、MAPK 和 NF-κB 途径上调 T 细胞亚群,增强巨噬细胞的吞噬功能,诱导 M1 细胞极化[36]。

从蛹虫草液态发酵发酵液中分离的纯的多糖 CPSN Fr Ⅱ，分子质量为 36kDa，单糖组成为甘露糖（65.12%）、半乳糖（28.72%）、葡萄糖（6.12%）。体外免疫调节实验表明，CPSN Fr Ⅱ 可以促进 RAW264.7 细胞分泌 NO，显著促进细胞内 TNF-α 和 IL-1β 的基因表达[37]。

从人工栽培的蛹虫草子实体中分离出的碱溶性多糖 CBP-1，单糖组成为甘露糖、葡萄糖、半乳糖（物质的量之比为 2.81：1.00：4.01）。抗氧化实验表明，CBP-1 具有显著的羟基自由基清除能力，IC_{50} 值为 0.638mg/ml[38]。

从蛹虫草子实体中分离出的酸溶性多糖 AE-PS，单糖组成为岩藻糖、核糖、阿拉伯糖、木糖、甘露糖、半乳糖、葡萄糖（百分比分别为 1.23%、0.57%、0.29%、2.12%、2.73%、4.66%、88.4%）。高脂饮食和链脲佐霉素诱导的Ⅱ型糖尿病小鼠模型灌胃 AE-PS 4 周后，症状明显好转，具体表现为：血糖、血脂、脂质过氧化水平明显降低；血糖和胰岛素耐受性得到明显改善；体内抗氧化酶活性增强；肝脏、肾、胰腺损伤明显改善[6]。

通过液态发酵培养蛹虫草，得到发酵液多糖 EPCM-1 和菌丝体多糖 IPCM-1，进一步分离纯化得到 EPCM-2 和 IPCM-2。结构分析表明，EPCM-2 为 α-吡喃糖，分子质量为 20kDa，单糖组成为甘露糖（44.51%）、葡萄糖（18.33%）和半乳糖（35.38%）；IPCM-2 为 α-吡喃糖，分子质量为 32.5kDa，单糖组成为甘露糖（51.94%）、葡萄糖（10.54%）和半乳糖（37.25%）。体内实验结果表明，EPCM-1 处理可明显改善高血脂小鼠的血脂水平，降低高脂小鼠的总胆固醇、甘油三酯、低密度脂蛋白胆固醇；IPCM-1 同样具有类似作用[39]。

第六节　其他活性物质

燕心慧等[40]从蛹虫草子实体中分离出 5,5′-二丁氧基-2, 2′-双呋喃。体外抗菌实验表明,其对枯草芽孢杆菌和大肠杆菌均有明显的抑菌作用。前期研究还表明,5,5′-二丁氧基-2, 2′-双呋喃可以抑制胆固醇酰基转移酶活性,可以预防和治疗由胆固醇过高引起的动脉粥样硬化[41]。

虫草酸即 D-甘露醇,具有利尿、排除毒素的作用,可以促进机体新陈代谢,具有清除自由基、扩张血管、降低血压的作用。虫草酸能降低血液中胆固醇和甘油三酯的水平,预防血栓的形成,是治疗心脑血管疾病的基本药物[42-44]。

姜泓等[20]从蛹虫草子实体的乙醇提取物中首次得到虫草环肽 A,并分析得到它的波谱信号。

5,5′-二丁氧基-2,2′-双呋喃　　　　虫草环肽A

此外,蛹虫草还含有丰富的硒。硒是人和动物必需的微量元素,作为谷胱甘肽过氧化物酶和某些脱氢酶的成分,具有抗氧化、抗癌、调节免疫、抑制艾滋病病毒等重要的生理功能[45]。

超氧化物歧化酶(SOD)是一种重要的生物活性蛋白质。蛹虫草中含有 SOD,可以清除机体内产生的自由基,具有一定的抗氧化作用,可以预防机体衰老。近年来,SOD 得到广泛的研究,其成果已在医药、食品、化妆品、生物农药等领域得到广泛应用。

第五章 蛹虫草的药理作用研究进展

第一节 对中枢神经系统的作用

中枢神经系统损伤因其高发生率和高死残率,已经成为世界性的公众健康问题。蛹虫草具有明显的镇静、催眠和抗惊厥作用。临床试验证明,蛹虫草中的虫草素、腺苷有保护中枢神经系统的功能,对不同因素刺激诱导的神经损伤具有保护作用。

镇静、催眠、抗惊厥作用

早在 20 世纪 90 年代,研究者就发现蛹虫草水煎液具有明显的镇静和增强戊巴比妥钠催眠的作用[46]。2013 年,Hu 等[47]通过记录大鼠脑电图的变化,分析了蛹虫草中的虫草素对大鼠睡眠的影响。结果显示,给予大鼠虫草素灌胃 5 天,能减少大鼠睡眠-觉醒周期,显著延长非快动眼睡眠时间,缩短快动眼睡眠时间。这表示虫草素能有效改善睡眠质量,抑制觉醒,延长深睡眠期。陈敬民等[48]发现蛹虫草能明显减少小鼠的自主活动,拮抗戊四氮所致的小鼠惊厥和一定程度协同戊巴比妥钠诱发小鼠睡眠,表明蛹虫草具有镇静、催眠作用。刘洁等[49]的研究证明,蚕蛹蛹虫草能与戊巴比妥钠产生协同的催眠作用,并且能拮抗戊四唑引起的惊厥而体现抗惊厥作用,可延长小鼠游泳时间,有耐疲劳作用。

神经保护作用

孙军德等[50]的研究也显示,虫草多糖可以通过降低果蝇体内的氧化压力来起到神经保护的作用。Cheng 等[51]应用 2,3,5-氯化三苯基四氮唑和碘化丙啶染色,以及乳酸脱氢酶释放的测定,检测了糖氧剥夺损伤的小鼠脑片组织的细胞活性,结果发现,虫草素 2×10^{-5}、4×10^{-5} mol/L 能防止缺血脑组织的损伤和神经元的变性。杨国平等[52]研究发现,蛹虫草提取物能从环磷腺苷酸水平明显改善冷应激大鼠脑组织不同区域(脑皮质、脑干、丘脑下部)的环腺苷酸(CAMP)含量和腺苷酸环化酶(AC)活性。虫草提取物表现的上调 CAMP 含量和 AC 活性的作用则可能与增强冷应激大鼠脑组织不同区域交感神经肾上腺靶细胞信号传导网络之间的功能有关。Cheng 等[53]将小鼠自体血定向注射至右侧纹状体,模拟出血性脑卒中,建立改良的脑出血模型。研究表明,虫草素能显著改善小鼠的神经功能障碍,减轻脑水肿,并抑制 NLRP3 炎症小体的活化,减少神经元的死亡。这表示虫草素可通过抑制炎症反应而减轻脑出血所引起的损伤。

第二节　对血液及心血管系统的作用

血液及心血管疾病是影响人类健康的最常见疾病之一,已成为我国居民首要的死因。蛹虫草具有多种有益心血管健康的活性成分,在心血管疾病的预防和治疗上有着广阔的应用前景。

抗心律失常作用

心脏病的病死率在我国已跃居前三位,严重的心律失常是心血管疾病患者死亡的主要原因。蛹虫草具有明显的抗心律失常及抗缺血再灌注损伤的作用,能增加心排血量和冠脉流量,对心律失常具有双向调节作用[54]。目前有关蛹虫草抗心律失常的作用已有很多报道。沈剑等[55]研究发现,虫草腺苷能够有效防止肾上腺素和氯化钡等所致的室性心律失常,降低大鼠心肌缺血再灌后心室颤动的发生率,对心血管起着重要的保护作用。

对缺血心肌的保护作用

随着人们生活水平的提高,缺血性心脏疾病的发病率及病死率呈不断增高的趋势,成为危害人类的主要疾病之一。蛹虫草能减少心肌耗氧量,增加心肌营养性血流,改善心肌氧供需平衡,有利于改善心肌缺血、缺氧的病理状态。韩冰等[56]研究表明,蛹虫草对大鼠缺血心肌具有保护作用,其机制与抑制脂质过氧化和扩张冠状动脉有关。

降血脂、降血压作用

蛹虫草具有降血脂、降血压、扩张血管的作用。腺苷被认为是扩张心脏和外周血管的活性成分之一。陈晓燕[54]报道,经电磁计量法与恒速灌流泵法实验,发现虫草腺苷有兴奋 M 受体及松弛血管平滑肌的作用,从而扩张血管,增加麻醉犬冠状动脉、脑及外周血流量,降低血压。蛹虫草能降低肾性高血压大鼠的血压,并能逆转肾性高血压所致的心肌肥大。蛹虫草可通过提高自由基水平,抑制酶活性,维持体内自由基平衡,减少脂质过氧化物的产生,发挥减少丙二醛(MDA)的产生,以及提高超氧化物歧化酶(SOD)和卵磷脂胆固醇酯酰转移酶(LCAT)活力、抗氧化损伤的作用,从而预防高血脂,延缓动脉粥样硬化。此外,蛹虫草还能降低血浆黏度及胆固醇、β-脂蛋白、甘油三酯、纤维蛋白含量,改善血液流变学指标,从而缓解冠心病、心绞痛的症状。赵鹏等[57]的研究也表明,蛹虫草菌丝体具有降低大鼠血脂的作用。

降血糖作用

蛹虫草对多种糖尿病模型动物具有显著的降血糖作用。其主要降血糖机制包括:刺激胰岛素分泌;抑制肝脏葡萄糖输出;促进肝脏葡萄糖代谢酶活力和降低葡萄糖转运蛋白含量等。徐雷雷等[58]用蛹虫草灌服小鼠试验,发现蛹虫草能显著降低糖尿病小鼠的糖化血红蛋白和糖化血清蛋白含量,具有良好的降血糖作用。其作用机制与清除体内自由基、提高机体和胰腺的抗氧化能力、修复受损的胰岛β细胞有关。黄志江等[59]研究发现,人工虫草多糖对正常小鼠血糖水平无明显影响,但能够显著降低四氧嘧啶致糖尿病小鼠的血糖水平和糖基化血清蛋白含量,明显改善糖尿病小鼠的血糖耐量,提高胰岛素抵抗脂肪细胞的葡萄糖摄取水平,这可能是其降血糖作用机制之一。杨爽等[60]指出,虫草多糖对于四氧嘧啶致糖尿病小鼠有较好的降糖作用,能够在一定程度上增加模型小鼠的糖耐量,降低α-葡萄糖苷酶活性,同时能明显升高 SOD 活性,降低MDA 含量,具有较好的降血糖效果。

● **对血液系统的作用** --

蛹虫草可以促进血小板的生成,以及造血干细胞、单系祖细胞、红系祖细胞及骨髓成纤维祖细胞的增殖。有研究证实,蛹虫草能提高骨髓红系祖细胞的数量,同时能防止三类杉酯碱对造血系统的损害。[61]蛹虫草能通过依赖蛋白酶的退化和抑制核易位 β-连环蛋白白血病细胞,显著抑制白血病的集落形成。蛹虫草还能够促进淋巴细胞的增殖和分化,同时能增强禽流感疾病中血清抗体的浓度以及改善血清中 γ-干扰素和白介素-4 的浓度。[61]

第三节 对呼吸系统的作用

呼吸系统疾病是危害人们健康的常见病、多发病,主要病变在气管、支气管、肺部及胸腔,病变轻者多咳嗽、胸痛、呼吸受影响,重者呼吸困难、缺氧,甚至呼吸衰竭而致死。由于大气污染、吸烟、人口年龄老化及其他因素的影响,国内外的慢性支气管炎、肺气肿、肺源性心脏病、支气管哮喘、肺癌、肺部弥漫性间质纤维化及肺部感染等疾病的发病率、死亡率持续增加。蛹虫草具有保肺益肾、止血化痰、舒张支气管平滑肌、增加肾上腺素等一系列作用,因而对改善肺功能,以及老年慢性支气管炎、哮喘、肺气肿、肺源性心脏病等疾病能起到减轻症状、延长复发时间等作用。

● **镇咳、祛痰、消炎、平喘作用** --

蛹虫草菌丝体可以抑制金黄色葡萄球菌、肺炎球菌和乙型链球菌,具有镇咳、祛痰和抗菌消炎作用。施英等[62]指出蛹虫草具有镇咳、松弛气管、祛痰的作用,对肾上腺素引起的小鼠急性肺水肿有保护作用,对离体豚鼠支气管有显著的收缩和扩张作用。对乙酰胆碱诱发豚鼠哮喘,蛹虫草和蛹虫草菌丝均可明显增大引喘潜伏期差值,表明有平喘作用,还可协同氨茶碱起平喘作用,使支气管平滑肌松弛。桂仲争等[63]报道蛹虫草水提液具有明显的增强肾上腺素分泌、扩张动物支气管、平喘、祛痰等作用,对肺源性心脏病呼吸衰竭发挥辅助治疗作用;用发酵的蛹虫草菌丝或发酵液灌胃能延长氨雾致咳小鼠模型的潜伏期,减少咳嗽次数,增加大鼠气管分泌液量,降低肾上腺素引起的小鼠急性水肿死亡率,能使组胺致痉的离体豚鼠气管松弛。

对呼吸系统疾病的作用

慢性阻塞性肺疾病是一种以气流受限为特征的肺部疾病,气流受限不完全可逆,病情常呈进行性发展至肺功能受损,病死率高。孙煜昕等[64]研究指出,发酵蛹虫草菌粉对慢性阻塞性肺疾病有一定的治疗作用,可能是通过降低体内炎症因子水平、改善机体氧化损伤而获效的。

第四节　对内分泌与生殖系统的作用

内分泌系统是机体的重要调节系统,它与神经系统相辅相成,共同调节机体的生长发育和各种代谢,维持内环境的稳定,并影响行为等。蛹虫草对机体功能的整体调节是通过对下丘脑-垂体-性腺轴功能调节实现的。蛹虫草对人的生理功能进行综合调理,调节新陈代谢和改善人体内分泌,尤其是其中的腺苷能改善肾脏的微循环和局部血流量,还能调节肾上腺素以及与性功能有关的内分泌与神经组织的功能。

王洪军等[65]研究表明,蛹虫草的提取物有促使雄性去势大鼠附性腺发育、增加组织器官质量与刺激睾酮生成的作用,其作用优于鹿鞭精。柴建萍等[43]指出蛹虫草水提取液在剂量5g/kg时有促进大鼠糖皮质激素和性激素分泌的作用,可增加去势大鼠精囊及前列腺质量,具有雄性激素样作用。刘洁等[49]对大鼠灌胃实验证明,蛹虫草可以提高大鼠血浆皮质醇和睾丸素含量,使去势大鼠精囊和前列腺质量明显增加。吴雪晶等[66]报道蛹虫草能增强大鼠睾丸的生精与内分泌功能,促使雄性激素分泌,并能修复腺嘌呤引起的睾丸功能障碍,使大鼠血清睾酮含量增加,同时能显著提高其体重及包皮腺、精囊、前列腺的质量,有明显的雄性激素样作用。蛹虫草对激素失调引起的性功能损伤有修复作用,临床证明其对肾虚所致阳痿、早泄、肾虚腰痛有良好的治疗及保健功能;对治疗糖尿病、蛋白尿等肾功能障碍有较好的效果。

第五节　对机体物质代谢的作用

大量研究表明,蛹虫草对机体物质代谢有重要的作用。蛹虫草能够补充机体必需氨基酸和微量元素,调节三大物质代谢,具有促进蛋白代谢和降脂、降糖作用。蛹虫草可使雄性小鼠空腹血糖浓度增高,但对饱食小鼠或雌性小鼠血糖无明显影响。王奇等[67]研究表明,正常小鼠口服500mg/kg的人工栽培蛹虫草菌丝体的水提取物,其血糖浓度与对照组相比有一定程

度的下降,而且降糖功效可维持 24h;然而如果采用 100mg/kg
的蛹虫草菌丝体水提取物对正常小鼠、四氧嘧啶糖尿病模型小
鼠和链脲佐菌素糖尿病模型小鼠进行腹腔注射,则表现出非常
显著的降血糖作用,正常小鼠的血糖水平最多可降到 60％左
右,而糖尿病模型小鼠最多可降到约 40％,同时血清中的胰岛
素含量无明显的变化。

　　Guo 等[68]发现虫草素能够显著降低高血脂仓鼠血清中低
密度脂蛋白等的含量,并能够减缓高脂饮食导致的腹膜后脂肪
的增加速度,其机制研究显示虫草素能够激活肝细胞中的腺苷
酸激活蛋白激酶(AMPK)通路,从而抑制肝脏的脂肪合成促进
代谢。Guo 等[68]对于小鼠的研究则显示虫草素能够提高代谢
异常小鼠对胰岛素的敏感性。崔琳琳等[69]也指出蛹虫草中的
虫草素具有降血糖、促性腺发育等药理活性。虫草素刺激肝细
胞核因子-1α 的表达,以激活小鼠葡萄糖转运蛋白 2,诱导的
AMPK 磷酸化和糖异生抑制活性,通过糖酵解刺激,供给细胞
葡萄糖代谢,然后产生能量或转化为糖原进行储存,也就是说
虫草素刺激肝细胞中葡萄糖的吸收和代谢,可以用于控制血糖
水平。

　　此外,蛹虫草还具有改善肝、肾功能,调节胆固醇、甘油三
酯含量等,纠正代谢紊乱的作用。余伯成等[70]研究表明虫草
多糖能有效预防慢性肾衰竭的发生和发展,改善肾功能,纠正
代谢紊乱,促进肾单位的修复与再生。施英等[62]研究显示,蛹
虫草能明显促进大鼠红细胞糖酵解生成 ATP,增加能量生成量;
可增高血浆皮质醇和肾上腺胆固醇含量,使肾上腺增重;能增强
肾上腺皮质功能,促进脾脏 RNA、DNA 和蛋白质的生物合成。

　　叶博[71]指出,蛹虫草中的 SOD 可保护细胞免遭有氧代谢
物的损伤,在维护机体活性氧代谢的平衡中起重要作用,表现
出抗癌、抗衰、减毒等的作用。

第六节　对免疫系统的作用

　　免疫系统相当于人体中的防卫军队,对内抵御,清除老化、坏死的细胞组织,对外抗击病毒、细菌等微生物感染。蛹虫草是细胞免疫调节剂,也有体液免疫调节作用,对免疫系统有着双向调节的作用。

　　蛹虫草的免疫作用主要与虫草多糖有关。研究表明,虫草多糖的不同组分能增加小鼠胸腺和脾脏的质量,提高机体的体液与细胞免疫能力。蛹虫草的胞内、胞外多糖均能显著提高小鼠腹腔巨噬细胞吞噬率和吞噬指数,其吞噬功能的增强代表着机体非特异性免疫的增强[72]。

对免疫器官的影响

　　张建军等[73]报道,虫草多糖能够增加小鼠脾脏和胸腺的质量或者是延缓由于药物的使用而引起的质量减轻。龚晓健等[74]研究了蛹虫草胞内多糖和胞外多糖对小鼠免疫功能的影响,结果显示,两者都能不同程度地增加脾脏和胸腺的质量,在使用剂量达到 140mg/kg 时,增重效果达到显著水平。俞丽霞等[75]采用分级沉淀的方法对虫草多糖进行分离,试验结果显示,各个多糖组分均可显著增加小鼠脾脏与胸腺的质量,均可拮抗地塞米松引起的对脾脏和胸腺质量的减轻作用,抵抗地塞米松引起的免疫抑制。袁建国等[76]用虫草多糖饲喂小鼠,结果发现其能增加正常小鼠胸腺和脾脏的质量,以及显著抑制环磷酰胺引起的胸腺质量减轻。樊慧婷等[77]报道蛹虫草及蛹虫草菌丝制剂可使小鼠免疫器官质量增加,胸腺皮质增厚,淋巴细胞增多,促进淋巴细胞增殖率,使损坏的胸腺孵育细胞得到恢复。

对细胞免疫调节作用

张建军等[73]报道虫草多糖能够活化 NK 细胞(自然杀伤细胞)、T 细胞(胸腺依赖性淋巴细胞)以及单核-巨噬细胞等特异性或者非特异性淋巴细胞,进而起到对机体的免疫保护作用。在机体内,巨噬细胞是一种重要的免疫细胞,具有很强的吞噬功能及抗原递呈作用,对特异性免疫应答的诱导和调节起关键作用。王米等[78]将虫草多糖加入小鼠腹腔巨噬细胞的培养体系中进行研究。结果显示,虫草多糖能促进小鼠腹腔巨噬细胞的功能。高青等[79]通过小鼠体内实验研究发现,复方蛹虫草颗粒可以使小鼠迟发型变态反应增强,单核-巨噬细胞吞噬功能提高,具有增强免疫力的作用。任健等[80]发现虫草多糖能显著增加小鼠碳粒廓清指数及吞噬指数,增强氢化可的松诱导的免疫功能低下小鼠单核-巨噬细胞的吞噬功能,在迟发型变态反应试验中,发现虫草多糖能显著地增加小鼠耳肿胀度,提示虫草多糖可增强环磷酰胺诱导的免疫作用。俞丽霞等[75]通过研究发现,虫草多糖的不同组分均可提高小鼠腹腔巨噬鸡红细胞的吞噬百分率和吞噬指数,增强单核-巨噬细胞的吞噬功能。

对体液免疫调节作用

刘民培等[81]用蛹虫草菌粉溶解灌胃小鼠后,发现血清免疫球蛋白 M 水平显著提高,并可拮抗环磷酰胺的抑制作用,说明蛹虫草制剂能显著增强 B 细胞介导的体液免疫功能。用蛹虫草菌丝体水提取物处理受^{60}Co γ 射线损伤的小鼠模型,显示蛹虫草菌丝体水提取物可恢复^{60}Co γ 射线损伤的小鼠脾细胞产生抗体的能力和血清溶血素水平。

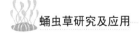

第七节 对肝脏的作用

现代社会，人们无法有效避免接触损害肝脏的化学物质，比如黄曲霉菌毒素、药物等，还有一些人因为个人的生活习惯（如长期吸烟喝酒等）对肝脏造成一定的损害，导致现在肝脏疾病患者急速增加。

对脂肪肝的防治作用

脂肪肝是指由各种原因引起的肝细胞内脂肪堆积过多的病变，是一种常见的肝脏病理改变，而非一种独立的疾病。脂肪性肝病正严重威胁国人的健康，成为仅次于病毒性肝炎的第二大肝病，发病率在不断升高，且发病年龄日趋年轻化。正常人肝组织中含有少量的脂肪，如甘油三酯、磷脂、糖脂和胆固醇等，它们的质量为肝质量的 3%～5%；如果肝内脂肪蓄积太多，超过肝质量的 5%，或在组织学上 50% 以上的肝细胞有脂肪变性时，就可称为脂肪肝。

近年来，随着人们生活水平的提高、饮食结构和生活方式的改变，非酒精性脂肪肝的发病率逐年上升，且呈年轻化发展的趋势，是严重危害人类健康的常见病。

鲁超等[82]报道，虫草多糖能显著减少大鼠非酒精性脂肪性肝炎（NASH），大鼠血清 ALT、AST、低密度脂蛋白胆固醇（LDL-C）、总胆固醇（TC）、游离脂肪酸（FFA）和肝匀浆甘油三酯（TG）水平，并显著升高血清高密度脂蛋白胆固醇（HDL-C）水平。研究还指出，虫草多糖可明显减轻肝脏脂肪变性程度，并减轻炎症反应；显著降低大鼠肝匀浆 NO、MDA、TNF-α 水平,升高肝匀浆 SOD 含量,以及血清 Leptin、INS 水平。给予大鼠虫草多糖灌胃后,线粒体肿胀程度明显减轻,结构较模型组清晰。虫草多糖对 SD 大鼠 NASH 的预防作用可能与其抗脂质过氧化,抑制 TNF-α 产生,调节 Leptin、INS 水平和对线粒体的保护作用有关。张新星等[83]通过给予高脂饮食,建立大鼠非酒精性脂肪肝(NAFLD)的模型,对其以蛹虫草菌丝进行干预,发现蛹虫草菌丝组大鼠肝组织有广泛细胞脂肪变化,炎性细胞浸润,可见灶性及点状坏死,未见纤维组织增生;蛹虫草菌丝组大鼠肝组织 SOD 活性增高,且肝细胞凋亡明显减少,说明蛹虫草菌丝可以通过提高 SOD 活性、减少活性氧生成来调节氧化和抗氧化之间的平衡,减少了肝细胞的凋亡,从而在一定程度上具有保护肝脏功能的作用,对延缓或阻止脂肪肝病变起到一定的作用。

对肝硬化的防治作用

肝硬化是临床常见的慢性进行性肝病,由一种或多种病因长期或反复作用形成的弥漫性肝损害。在我国,大多数为肝炎后肝硬化,少部分为酒精性肝硬化和血吸虫性肝硬化。病理组织学上,广泛的肝细胞坏死、残存肝细胞结节性再生、结缔组织增生与纤维隔形成,导致肝小叶结构破坏和假小叶形成,肝脏逐渐变形、变硬而发展为肝硬化。

朱剑亮等[84]对肝硬化患者进行临床对照试验,结果表明桃仁提取液合人工栽培蛹虫草菌丝对肝炎后肝硬化异常的免疫功能具有良好的调节作用。经治疗后,能提高患者淋巴细胞转化率、周围血中 CD_3^+ 与 CD_4^+ 百分率、NK 细胞活性、血清补体 C_3 及 C_4 水平,降低血清中 IgG、IgA、SSIgA(血清分泌型 IgA)含量,并能促进血中循环免疫复合物(CIC)的清除。王宪波等[85]研究表明,蛹虫草菌丝提取物既能显著抑制二甲基亚硝胺大鼠肝硬化的形成,也可有效促进已成型的 DMN 大鼠肝硬化的逆转。蛹虫草菌丝在大鼠肝硬化治疗中具有明显的效果,可能与抑制 TGF-β_1 和 VEGF 表达有关。

对肝纤维化的防治作用

肝纤维化是多种原因引起的慢性肝损害所致的病理改变,表现为肝内细胞外间质成分过度异常地沉积,并影响肝脏的功能,是慢性肝病发展到肝硬化必经之阶段。现认为肝纤维化尚有逆转至正常的可能性。

王奇等[67]指出蛹虫草能够提高大鼠肝脏匀浆中超氧化物歧化酶的含量,抑制脂质过氧化物的生成,有保肝护肝、阻止肝纤维化的作用,还能明显促进实验大鼠红细胞糖酵解,增加能量。

刘玉侃等[86]进行大鼠给予蛹虫草菌丝灌胃试验,以研究虫草菌丝对慢性肝纤维化的抑制作用。研究表明蛹虫草菌丝能够抑制慢性肝纤维化的形成,延缓肝硬化的进程,并显著改善肝功能。孙保木等[87]研究表明,蛹虫草菌丝提取物有良好的抗肝脂肪变性与脂肪性肝纤维化作用,其作用机制与减少肝脂肪质过氧化、抑制肝性状细胞活化有关。靖大道等[88]的研究表明虫草多糖可抑制大鼠贮脂细胞(Ito 细胞)的增殖和胶原合成,下调 I、III 型前胶原信使 RNA(mRNA)表达,并呈剂量和时间依赖性,提示虫草多糖对 Ito 细胞增殖和胶原合成的抑制可能是其体内抗肝纤维化作用的主要途径。

对肝癌的防治作用

卢群等[89]发现虫草素能够通过提高促凋亡基因 P53 的表达,降低抗凋亡基因 Bcl-2 的表达,显著抑制人肝癌 Bel-7402细胞增殖并促进其凋亡。肿瘤坏死因子相关性凋亡诱导配体能够选择性地激活肿瘤细胞凋亡信号转导途径,引起肿瘤细胞凋亡,而对正常细胞没有影响。

对肝脏的保护作用

虫草多糖对肝脏有保护作用,主要包括防止化学性肝损伤、免疫性肝损伤及肝纤维化等。多数学者认为虫草多糖对肝脏的保护作用主要是通过抗脂质过氧化,改善人体细胞和体液免疫功能,增强肝细胞的吞噬能力。陆艳艳等[90]研究表明,人工栽培蛹虫草的不同部位多糖及固体培养残基多糖能显著抑制四氯化碳引起的小鼠血清丙氨酸氨基转移酶、门冬氨酸氨基转移酶活性与肝脏丙二醛含量的升高,以及肝脏 SOD 含量的降低,并能显著减轻四氯化碳引起的肝小叶内的灶性坏死。蛹虫草子实体多糖、菌丝体多糖和固体培养残基多糖对小鼠化学性肝损伤具有保护作用,其中,人工栽培蛹虫草子实体多糖效果最优,其次为菌丝体多糖,再次为固体培养残基多糖。

第八节　对肾脏的作用

蛹虫草及发酵菌丝体能够保护肾脏,对肾炎、肾衰竭、药物和缺血造成的肾损伤均有防治作用,还能增加肾上腺素的分泌,具有较好的补肾壮阳效果。

对糖尿病肾病的防治作用

糖尿病肾病是糖尿病最常见的并发症之一。我国的发病率亦呈上升趋势,目前已成为终末期肾病的第二位原因,仅次于各种肾小球肾炎。引发该病的危险因素有肾血流动力学异常、糖化终产物形成、遗传因素等。多项动物实验表明,蛹虫草及其制剂可通过改善肾脏血流动力学、抗肾脏组织非酶糖化、调节脂质代谢、下调肾组织转化生长因子β、抑制肾小管上皮细胞分化、抑制细胞外基质增生等多方面，起到对糖尿病肾病的防治作用。

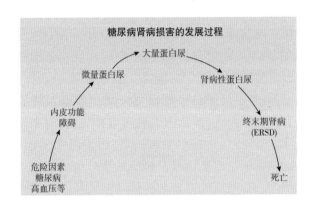

对肾衰竭的防治作用

肾衰竭的病因很多。急性肾衰竭的最典型病理改变是急性肾小管坏死。慢性肾衰竭指各种慢性肾脏疾病进行性发展，引起肾单位和肾功能不可逆的丧失，导致以代谢废物潴留、水电解质和酸碱平衡紊乱及内分泌失调为特征的临床综合征。肾衰竭通常是指慢性肾衰竭。

很多临床研究显示，蛹虫草可改善慢性肾衰竭症状，稳定和保护肾功能。侯阿澧等[91]报道蛹虫草子实体，尤其是其多糖组分能显著降低慢性肾衰竭大鼠血尿素氮、肌酐水平，明显减轻肾脏的病理损害。蛹虫草子实体及其多糖组分对延缓大鼠肾衰竭有显著作用。

对药物肾毒性的防治作用

多种抗生素及一些抗排异药的大量应用，能引起继发性肾小管间质病变。其最早症状为蛋白尿和管型尿,继而发生氮质血症、肾功能减退,严重时可出现急性肾衰竭和尿毒症等。

王奇等[67]报道蛹虫草能减轻肾脏损害,并能促进肾脏细胞修复,对药物导致的肾衰竭有明显的改善作用,并能减轻肾小管损伤,其保护机制可能是减轻肾小管溶酶体对肾小管的自体损伤,保护细胞膜酶,减少细胞过氧化脂质的产生,并促进肾小管上皮细胞 DNA、RNA 的合成。张秀芝[92]报道人工栽培的蛹虫草对庆大霉素的肾毒性具有消除作用,其机制表现在对损伤的、坏死的肾小管细胞起修复作用,使其再生而起到疗效。他们在细胞水平上进行研究,证实了蛹虫草的成分在单独作用于肾小管上皮细胞时,可以显著促进细胞增殖,还能改善由肾移植后的重要免疫抑制治疗药物——环孢素 A(CsA)作用下小管上皮细胞周期被阻滞和增生受抑制的状况,从而说明蛹虫草的成分能拮抗慢性 CsA 肾毒性。

补肾壮阳、抗疲劳的作用

施英等[62]报道蛹虫草能防止肾上腺和胸腺萎缩,使去势雄性小鼠精囊腺和包皮腺增重,使正常雄性幼鼠包皮腺、睾丸肾上腺和体重增加,使正常雌性幼鼠子宫、肾上腺和体重增加,提示有雄性激素样作用,使小鼠血浆皮质醇和醛固酮水平增高。

第九节　抗肿瘤的作用

蛹虫草中的多种活性成分,如虫草素、多糖、硒、喷司他丁等都具有一定的抗肿瘤作用。

刘洁等[93]研究表明,蛹虫草对小鼠 S180 有明显抑制作用,延长荷瘤小鼠寿命,可明显抑制小鼠 Lewis 肺癌原发灶生长和自发性肺部转移。施英等[62]指出从蛹虫草中提取的虫草多糖与蛹虫草水剂抗癌作用相似,对 S180 抑制率为 28%～30%,蛹虫草皮下注射抑制率为 30%～40%,腹腔注射抑制率为 43%,但出现毒性反应。蛹虫草能增强环磷酰胺的抗癌作用,蛹虫草水剂还可增强 6-巯基嘌呤的抗癌作用。蛹虫草水提取物抑瘤率为 67%,蛹虫草菌丝水提取物抑瘤率为 59%～66%。柴建萍等[43]报道蛹虫草对人体黑色素瘤 B16 细胞、人体白血病 HL-60 细胞、人体红血病 K562 细胞具有较好的抑制效果,而且蛹虫草的作用优于冬虫夏草。孙艳等[94]通过对荷肝癌小鼠的实验得出,人工栽培蛹虫草子实体不仅可提高肝癌小鼠 NK 细胞活性和 IL-2 产生的能力,具有抑瘤作用,而且可使宿主特异性免疫功能增强,从而获得明显的免疫保护效应。

虫草素最早于 1950 年在蛹虫草中被发现鉴定,具有抗菌、抗虫及抗癌等生物活性。王征等[95]经查阅国内外文献,指出虫草素对白血病、肺癌、肝癌、前列腺癌、宫颈癌、结肠癌、睾丸间质瘤、人胶质瘤及甲状腺癌等多种肿瘤细胞生长增殖有抑制作用。魏思亦等[96]研究了虫草素抗肿瘤作用的机制,指出虫草素通过抑制嘌呤的生物合成、DNA 的生物合成、RNA 的生物合成、诱导细胞凋亡、调控细胞周期等方面完成抗肿瘤过程。桂仲争等[63]指出蛹虫草主要有效成分——虫草素结构与腺苷相似,替代腺苷参与了细胞代谢过程,抑制 mRNA 腺嘌呤加尾,虫草素 5'-三磷酸连至 mRNA 3'端,因缺少 3'-OH 而导致了 mRNA 无法延伸,使得 mRNA 无法成熟,最终抑制肿瘤细胞的生长。

桂仲争等[63]还报道虫草多糖能选择性地增加脾脏营养性血液量,能使脾脏质量明显增加,脾脏中浆细胞明显增多,具有一定的抗放射作用。虫草多糖还能提高血清的皮质酮含量,促进机体核酸及蛋白质的代谢,具有抑瘤作用。蛹虫草对多种肿瘤均有良好的疗效。

硒被称为微量元素中的抗癌之王。尹导群等[97]发布文章报道蛹虫草中硒含量低,经富硒培养将无机硒转变为有机硒。有机硒多糖能抑制肿瘤细胞的生长和增殖,也能直接杀伤或杀死癌细胞,诱导细胞凋亡。硒蛋白多糖对荷瘤小鼠具有显著的抑瘤作用,且提高了荷瘤小鼠的免疫功能,增强了机体的抗氧化能力。

喷司他丁最早于 1974 年在细菌中被鉴定,是腺苷脱氨酶的强抑制剂,1991 年获批成为抗毛细胞白血病的商业药物(Nipent)。2017 年 10 月 19 日,子刊 *Cell Chemical Biology* 在线发表了中国科学院上海植物生理生态研究所王成树研究组的最新研究成果:首次发现蛹虫草能够合成喷司他丁。这为蛹虫草的抗癌活性提供了分子证据。

第十节　延缓衰老的作用

在目前医学界所公认的七大类抗衰老活性成分中,其中多糖、氨基酸、多肽(蛋白质)、核酸和维生素均在蛹虫草中存在(另外两类是黄酮和皂苷类)。蛹虫草能减轻由衰老引起的中枢儿茶酚胺水平下降以及由此造成的对机体生化过程的损害,并清除人体有害的自由基,从而起到延缓衰老的作用。

抗氧化、抗衰老的作用

万朋等[61]报道蛹虫草有抗衰老的功效。蛹虫草能够减少老龄大鼠体内自由基,延缓器官和整个机体衰老,调控新陈代谢;蛹虫草能参与核酸代谢,提高肝脏 SOD 活力。李晓磊等[98]通过试验表明,在 70％的乙醇提取液中,蛹虫草根部和蛹虫草子实体的醇提物均具有抗氧化活性,都可清除自由基。贡成良等[99]经口给予老龄小鼠不同剂量的家蚕蛹虫草,结果显示,小鼠心肌脂褐素含量明显下降,肝脏 SOD 活力显著提高,表明蛹虫草具有抗氧化作用。用不同剂量的家蚕蛹虫草喂饲果蝇,结果表明,雄、雌性果蝇平均寿命、最高寿命、半数死亡时间都有明显延长。这说明家蚕蛹虫草有较好的延缓衰老作用。王琦等[100]通过实验,针对蛹虫草对老年大鼠自由基代谢的影响进行研究,结果表明蛹虫草能明显提高老年大鼠体内的 SOD 含量,并增强过氧化氢酶(CAT)活性,降低老年大鼠体内的过氧化脂质(LPO)含量和自由基水平,从而保护细胞免受损害,延缓器官和整个机体的衰老。

促进记忆的作用

蛹虫草通过种种途径增强了机体的抗氧化酶活性,减弱了脂质过氧化反应,有效清除了过量的自由基,使脑组织功能有所提高,进而表现出了提高记忆能力的作用[101]。

万朋等[61]报道蛹虫草治疗阿尔茨海默病的有效率为 57.14％,明显优于维生素 E。D-半乳糖可引起痴呆样的行为及病理性改变,诱发动物衰老,引起了多器官系统功能衰退。杨占军等[101]使用 D-半乳糖建立小鼠衰老模型,用蛹虫草灌胃进行实验性治疗。结果显示,小鼠记忆能力得到不同程度的恢复,表明蛹虫草可改善由 D-半乳糖所导致的记忆障碍。高峰等[102]用蛹虫草多肽对记忆障碍小鼠模型灌胃给药,结果说明蛹虫草多肽可以改善小鼠记忆能力。马素好等[103]通过实验观察脑缺血再灌注模型小鼠在虫草多糖干预下对学习记忆及脑组织 SOD、MDA 的影响,结果表示虫草多糖对脑缺血再灌注损伤模型小鼠的学习记忆能力有一定改善作用,能够提高脑内 SOD 活性,降低 MDA 含量,增强对自由基的清除。蔡昭林等[104]通过给小鼠灌胃虫草素实验,发现虫草素能明显提高小鼠的正确反应率,减少达标所需训练次数,显著增加脑缺血小鼠海马 CA1 区和 CA3 区锥体神经元数量,提高小鼠记忆力,由此推测虫草素改善脑缺血小鼠学习记忆作用可能与其促进海马神经元的修复有关。杨占军等[105]使用蛹虫草粉溶液喂养小鼠,通过跳台实验、避暗实验检测小鼠的学习记忆能力,结果表明蛹虫草可提高小鼠的学习记忆能力。

第六章 蛹虫草的应用

第一节 蛹虫草在保健食品中的应用

如前所述,蛹虫草具有扶正固本,提高身体抗病毒、抗辐射能力,既补肺阴,又补肾阳的作用。2009 年,卫生部正式批准蛹虫草为新资源食品,故有关将蛹虫草用于保健食品和功能饮料的研究逐渐增多,人们对蛹虫草的需求也日益增加。

1.蛹虫草片剂、粉剂

目前市面上的蛹虫草产品大多以片剂、粉剂形态存在。片剂形态的产品以男性消费者为主。粉剂形态的产品有茶包及煲汤用的底料包等,女性消费者占较大比例。

2.蛹虫草酒

蛹虫草酒以优质酱香型白酒为基酒、采用优级蛹虫草为原料,结合独制秘方与独创之现代绿色酿酒工艺精心研制而成。该酒在保证蛹虫草活性成分的含量基础上又保持了白酒的酱香。

3.蛹虫草参茶

蛹虫草参茶主要是将人参加上蛹虫草及枸杞为基料,有的加其他辅料合制而成。

4.蛹虫草饮料

蛹虫草饮料有以下多种类型。

将山楂加入蛹虫草液体发酵培养基中,筛选蛹虫草优质菌株,发酵完成后,取发酵液调配,然后经过滤、均质、灌装、灭菌、冷却制成成品。通过分析,最终确定最佳的工艺参数,从而制备出蛹虫草山楂复合保健饮料。

通过将蛹虫草菌丝体经过匀浆、过滤、静置、分离后,与同样方法处理得到的枸杞汁混合调配,制得蛹虫草枸杞天然保健饮料。

将花生粉碎过筛后,经浸泡、灭菌,接种蛹虫草进行发酵,得到蛹虫草花生,再将蛹虫草花生经过烘炒、浸泡、磨浆、分离、调配、灭菌、灌装和二次杀菌得到蛹虫草花生复合保健饮料。其最优参数为蛹虫草花生加入量为35%、110℃烘炒13min、料水比1∶9、加糖量78g/L,可使花生乳清香浓郁并具有虫草的香气,质地均匀细腻,口感爽滑。

分别将霜桑叶和蛹虫草子实体经过预处理、烘干、粉碎、浸提和过滤得到的汁液,再进行调配、均质、灭菌、灌装得到蛹虫草桑叶复合保健饮料。其最佳配方为每升饮料中,蛹虫草子实体浸提液50g(蛹虫草子实体5g)、桑叶浸提液150g(桑叶20g)、木糖醇50g、柠檬酸0.9g、蜂蜜25g和黄原胶2g,得到的复合保健饮料汤色亮黄,具有虫草和桑叶所特有的清香味,酸甜可口,口感绵密爽口。

5.蛹虫草八宝粥

将蛹虫草菌丝体浸提后,与浓缩后的发酵液混合,并加入熬煮好的八宝粥中,制得蛹虫草八宝粥。

自蛹虫草逐渐受到大家关注后,人们对其相关产品的开发也在进一步深入。

第二节　蛹虫草食谱

我们介绍几种简单易学的蛹虫草食谱,一起学起来吧!

蛹虫草蒸鸡

食材:

鸡半只、蛹虫草①适量、大枣 2 枚、小葱 2 根、蒜 1 瓣、姜 2 片、糖 1 茶匙、玉米淀粉少许、料酒少许、盐适量、酱油少许、食用油适量。

烹饪步骤:

1.鸡肉洗净,剁成小块。大枣去核切成丝。蛹虫草洗净。

2.将蛹虫草、大枣与鸡肉混合,再加入盐、糖、酱油、料酒、玉米淀粉、食用油、姜和蒜,用手抓匀,腌制 5min。

3.将鸡肉摆入盘中,上锅蒸 15min,出锅前撒上葱花即可。

蛹虫草排骨煲

食材:

猪排骨 500g、蛹虫草适量、胡萝卜 1 根、冬瓜 1 块、白萝卜半根、蒜 1 瓣、姜 2 片、盐适量、料酒适量。

烹饪步骤:

1.水烧开后,放入排骨、料酒焯水,洗去表面浮沫后备用。

2.将冬瓜挖成球,胡萝卜、白萝卜切块,姜切片,蒜对半切开。

3.将蛹虫草切除根部,洗净备用。

4.炖锅内注水,放入骨头、姜、蒜,大火烧开后,转小火炖

---

① 此食谱中均指新鲜蛹虫草子实体。如果为干蛹虫草,需先泡发。

0.5h。

5.再放入白萝卜、胡萝卜、冬瓜、蛹虫草,炖 1h 以上。

蛹虫草冬瓜汤

食材:

冬瓜 1 块、蛹虫草适量、姜 4 片、红糖适量、盐适量。

烹饪步骤:

1.冬瓜洗净,不需要去皮,切成丁;蛹虫草洗净。

2.汤锅加水,放入冬瓜、蛹虫草、姜片,大火烧开后转小火煮 0.5h。开锅后用盐、红糖调味。

蛹虫草山药大骨汤

食材:

脊骨 500g、山药 1 根、蛹虫草适量、枸杞 30 粒、葱适量、姜适量、盐适量、料酒适量。

烹饪步骤:

1.将脊骨斩断;蛹虫草洗净;山药去皮切块。

2.脊骨焯水,将血沫清洗干净。

3.锅内加足够水,加入脊骨、山药、姜、葱、料酒。

4.大火滚开后,加入蛹虫草和水。

5.中小火炖 1h,加入枸杞,放少许盐提味。

凉拌蛹虫草

食材:

蛹虫草适量、黄瓜半根、生抽适量、醋适量、鲜味汁适量、芥末适量。

烹饪步骤:

1.将蛹虫草洗净,浸泡 10min 后,过沸水焯水 1min,迅速捞出放凉。

2.黄瓜切丝后,与蛹虫草拌匀。

3.依个人口味,将芥末、鲜叶汁、生抽、醋适量调匀后,浇在蛹虫草上,拌匀即可。

香葱蛹虫草炒鸡蛋

食材:

鸡蛋 3 枚、蛹虫草适量、葱适量、盐适量、食用油适量。

烹饪步骤:

1.将鸡蛋打散,加入两勺清水,搅打均匀。

2.锅内烧开水,放入蛹虫草焯水后捞出,控干水分。

3.葱洗净,切段。

4.锅内放油,烧热后放入鸡蛋,煎熟划散后捞出。

5.锅内留余油,放入葱炒至断生。

6.加入鸡蛋和蛹虫草翻炒。

7.加入适量盐调味后出锅。

蛹虫草玉米脊骨汤

食材:

脊骨 500g、玉米 1 根、蛹虫草适量、芡实 20g、枸杞 20 粒、大枣 6 枚、盐适量、料酒适量。

烹饪步骤:

1.蛹虫草、芡实、大枣、枸杞分别清洗干净;脊骨、甜玉米斩成段。

2.脊骨焯水,冲洗干净浮沫。

3.把除了枸杞和甜玉米外的全部材料放下汤锅,加入 8 碗清水,大火煲至水开后,转慢火煲 1.5h。

4.放玉米和枸杞,继续煲 0.5h,放盐调味即可。

蛹虫草煲土鸡 ··

食材：

土鸡 600g、蛹虫草适量、黄芪 50g、大枣 30g、姜适量、陈皮适量、盐适量、料酒适量。

烹饪步骤：

1. 蛹虫草、大枣、陈皮、黄芪泡洗干净。鸡去皮，砍成适当大小块。

2. 鸡块和姜片凉水下锅，焯掉血水，沥干。

3. 煲中放适量开水，放入所有备好的材料，煲 2h 左右。

4. 加盐调味，出锅。

蛹虫草蒸排骨 ··

食材：

排骨、蛹虫草、盐、食用油、酱油、淀粉、鸡粉、料酒适量。

烹饪步骤：

1. 排骨浸泡洗净，捞起沥干水。蛹虫草洗净。

2. 排骨加盐、鸡粉、淀粉、酱油、料酒，以及少许食用油，再加上蛹虫草，搅拌均匀，腌制片刻。

3. 用蒸锅隔水大火蒸 20min。

4. 取出排骨，用汤匙拌匀汤汁即可。

肉丝蛹虫草炒韭苔 ··

食材：

猪肉、韭苔、蛹虫草、油、盐、料酒、生抽、淀粉适量。

烹饪步骤：

1. 猪肉洗净，切丝。蛹虫草洗净。韭苔洗净，切段。

2. 肉丝用料酒、盐和淀粉拌匀。锅加热放油，将肉丝炒熟后盛出。

3.锅中再加少许油,放入蛹虫草炒一下,加入韭苔,放盐和少许生抽,炒匀。

4.加入肉丝,炒匀后加鸡精。

第七章 常见问题解答

1. 蛹虫草食用前是否要清洗？

答:蛹虫草是在无菌条件下栽培生长的。新采收的新鲜蛹虫草或储存的干蛹虫草,从生产、采收到包装都是在洁净的环境中的,特别是新鲜的蛹虫草,它的洁净程度与洁净蔬菜一样,所以即使不用水清洗,也可直接烹调。

2. 蛹虫草蒸、煮、泡茶后出现颜色是因为添加了人工色素?

答:蛹虫草蒸、煮、泡茶后出现的颜色来自天然的光合色素,它是蛹虫草的一种次生代谢物质。类胡萝卜素通常以 β-胡萝卜素和酸性类胡萝卜素的形态存在于蛹虫草菌丝体及其子实体内,又是维生素 A 的前体,在人的肠黏膜中转变成维生素 A,维持上皮组织的正常功能,促进生长发育。

3. 蛹虫草怎样食用更有效?

答:蛹虫草味甘平,最适合炖(煲)汤食用。如想增强身体抵抗力、预防感冒、润泽皮肤,建议以连食 1 个月为 1 个周期,通常每月 10 次为佳。

4. 蛹虫草的常用食用方法有哪些?

答:民间蛹虫草食用历史悠久。食用方法有蛹虫草炖小鸡或老鸭、煲猪蹄、泡白酒、泡茶,蛹虫草粉末蒸鸡蛋,或粉末直接用温开水送服等。

5. 每天建议食用多少量蛹虫草？

答：若用于日常保健，人工蛹虫草子实体(晒干)用量为每人每日 1～2g；若因疾病需调理，人工蛹虫草子实体(晒干)用量为 3～15g。

6. 高血压、高血脂、糖尿病人群能否食用蛹虫草？

答：上述人群都可以食用，且蛹虫草对高血压、高血脂、糖尿病有一定的辅助治疗作用。

7. 蛹虫草如何储存？

答：蛹虫草的鲜品，在冰箱的冷藏室(4～7℃)内可保存 15 天左右。干品适宜保存在干燥低温条件下，要避免阳光直射，常温一般可保存两年左右，冰箱冷藏保存时间更长。

8. 蛹虫草能否长期食用？

答：蛹虫草具有明显的生物学效应。长期食用蛹虫草可增强抵抗力，改善体质，延缓衰老。

9. 蛹虫草为何又名北冬虫夏草？ 是否生长于北方？

答：蛹虫草的开发利用最早源于我国吉林、辽宁等省，由于其药用价值与冬虫夏草相似，故文献又记载为"北冬虫夏草"。我国河北、黑龙江、吉林、辽宁、安徽、福建、广西、陕西、云南等地均能采到野生的蛹虫草。

10. 蛹虫草是不是冬虫夏草？

答：不是。蛹虫草又称北冬虫夏草，与冬虫夏草同属于真菌门子囊菌亚门虫草属，但为不同的种。蛹虫草虽不同于冬虫夏草，但它在药效成分上与冬虫夏草相近，且能大量形成虫草素。野生的蛹虫草与传统的冬虫夏草一样，在自然界中很稀少，价格昂贵，现在市场上出现的大多是人工栽培的。

11. 哪些人不适宜单独食用蛹虫草？

答：儿童、食用真菌过敏者为不适宜食用人群。阴虚火旺的人，最好不要单次大量、超量食用，以免上火，宜采用少量、常喝、循序渐进的方法。与寒凉属性的食物同食或配伍加工,如鸭蛋、鸭肉等,效果更好。

12. 过量食用蛹虫草,对身体有害吗?

答:无论食用何种食物,都存在一个量与度的问题。例如,野生冬虫夏草建议每天用量不超过 50g,如超剂量服用,人体既吸收不了,又造成经济上的浪费。人工蛹虫草子实体经中国科学院理化测试中心进行的急性、亚急性试验显示均无毒,没有不良反应。虽然如此,在食用蛹虫草时,还应根据产品说明或遵医嘱,不要过量食用。

13. 蛹虫草浸酒,浸泡的时间越长越好吗?

答:用蛹虫草子实体浸酒,一般浸泡 1~3 个月即可。时间过长,其活性物质被氧化、分解,且不良微生物会繁殖。所以,蛹虫草子实体浸酒的时间不宜太长,最好适时饮服。

14. 肝脏功能不好,能喝蛹虫草酒吗?

蛹虫草对卡那霉素、庆大霉素等抗生素所引起的肾脏损害有抑制作用,而且还能促进人体肝脏细胞 DNA 的合成。但肝脏功能不正常病人不能喝蛹虫草酒,因为酒内含乙醇,乙醇对肝脏损伤较大。因此,肝脏功能欠佳的病人,可以将蛹虫草泡水喝,或用蛹虫草炖鸡、鸭及其他副食品,或直接食用等。

参考文献

[1] Chen X L, Wu G H, Huang Z L. Structural analysis and antioxidant activities of polysaccharides from cultured *Cordyceps militaris*. International Journal of Biological Macromolecules, 2013, 58(7): 18-22.

[2] Li S Z, Ren J W, Fei J, et al. Cordycepin induces Bax-dependent apoptosis in colorectal cancer cells. Molecular Medicine Reports, 2019, 19(2): 901-908.

[3] Zhou Q, Zhang Z, Song L, et al. *Cordyceps militaris* fraction inhibits the invasion and metastasis of lung cancer cells through the protein kinase B/glycogen synthase kinase 3β/β-catenin signaling pathway. Oncology Letters, 2018, 16(6): 6930-6939.

[4] Shin J S, Chung S H, Lee W S, et al. Immunostimulatory effects of cordycepin-enriched WIB-801CE from *Cordyceps militaris* in splenocytes and cyclophosphamide-induced immunosuppressed mice. Phytotherapy Research, 2018, 32(1): 132-139.

[5] Kwon H K, Jo W R, Park H J. Immune-enhancing activity of *C. militaris* fermented with *Pediococcus pentosaceus* (GRC-ON89A) in CY-induced immuno-suppressed model. BMC Complementary and Alternative Medicine, 2018, 18(1): 75.

[6] Zhao H, Lai Q, Zhang J, et al. Antioxidant and hypoglycemic effects of acidic-extractable polysaccharides

from *Cordyceps militaris* on Type 2 diabetes mice. Oxidative Medicine and Cellular Longevity,2018.

［7］Uen W C, Shi Y C, Choong C Y, et al. Cordycepin suppressed lipid accumulation via regulating AMPK activity and mitochondrial fusion in hepatocytes. Journal of Food Biochemistry,2018,42(5):12569.

［8］Hu T, Liang Y, Zhao G, et al. Selenium biofortification and antioxidant activity in *Cordyceps militaris* supplied with selenate, selenite, or selenomethionine. Biological Trace Element Research,2019,187(2):553-561.

［9］Xia Z, Wen E Z, Li Q H, et al. Carotenoids inhibit proliferation and regulate expression of peroxisome proliferators-activated receptor gamma (PPARγ) in K562 cancer cells. Archives of Biochemistry and Biophysics, 2011,512(1):96-106.

［10］Sharoni Y, Linnewiel-Hermoni K, Khanin M, et al. Carotenoids and apocarotenoids in cellular signaling related to cancer: a review. Molecular Nutrition & Food Research,2012,56(2):259-269.

［11］Ranga R A, Raghunath R R L, Baskaran V, et al. Characterization of microalgal carotenoids by mass spectrometry and their bioavailability and antioxidant properties elucidated in rat model. Journal of Agricultural and Food Chemistry, 2010, 58 (15): 8553-8559.

［12］Feldman T, Yakovleva M, Lindström M, et al. Eye adaptation to different light environments in two populations of mysis relicta: a comparative study of carotenoids and retinoids. Journal of Crustacean Biology,2010,30(4):636-642.

[13] Dong J Z,Wang S H,Ai X R,et al. Composition and characterization of cordyxanthins from *Cordyceps militaris* fruit bodies. Journal of Functional Foods,2013,5(3):1450-1455.

[14] 陈策,图力古尔,包海鹰.人工蛹虫草的化学成分分析.食品科学,2013(34):36-40.

[15] 邱涛涛,黄明发,陈颜虹,等.玉米黄素提取及应用研究进展.中国调味品,2008,33(11):18-23.

[16] 陈策.人工蛹虫草的化学成分研究.长春:吉林农业大学,2013.

[17] 吕子明,姜永涛,吴立军.人工蛹虫草子实体化学成分研究.中国中药杂志,2008,24(33):2914-2917.

[18] Matsuda H,Akaki J,Nakamura S,et al. Apoptosis-inducing effects of sterols from the dried powder of cultured mycelium of *Cordyceps sinensis*. Chemical & Pharmaceutical Bulletin,2009,57(4):411-414.

[19] Yang B,Huang L,Yang H J,et al. Characterization of nucleosides and nucleobases in natural *Cordyceps* by HILIC-ESI/TOF/MS and HILIC-ESI/MS. Molecules,2013,18(8):9755-9769.

[20] 姜泓,刘珂,孟舒,等.人工蛹虫草子实体化学成分.药学学报,2000,35(9):663-668.

[21] 张丙芳,臧益民,刘翠华,等.差电位图诊断心肌梗死的价值.心脏杂志,2000,12(1):10-12.

[22] 徐红娟,莫志宏,余佳文,等.蝉花生物活性物质研究进展.中国药业,2009,18(4):19-21.

［23］ Furuya T，Hirotani M，Matsuzawa M，et al. N6-（2-hydroxyethyl）adenosine，a biologically active compound from cultured mycelia of *Cordyceps* and *Isaria* species. Phytochemistry,1983,22(11):2509-2512.

［24］ 黄建忠,梁宗琦,刘爱英.粉被虫草（*Cordyceps pruinosa* Petch）无性型对苏云金杆菌（*Bacillus thuringiensis* subsp. *galleria* Heimpel）抗紫外辐射的保护效应.西南农业学报,1992,5(2):63-67.

［25］ 田新民,夏建光.腺苷镇痛作用的应用研究进展.实用医技杂志,2004,11(12):1088-1089.

［26］ 芦丽丽.蛹虫草活性组分的提取及其抗肿瘤效果的研究.杭州:浙江理工大学,2012.

［27］ Oh J，Yoon D H，Shrestha B，et al. Metabolomic profiling reveals enrichment of cordycepin in senescence process of *Cordyceps militaris* fruit bodies. Journal of Microbiology,2019,57(1):54-63.

［28］ Yong T，Chen S，Xie Y，et al. Cordycepin, a characteristic bioactive constituent in *Cordyceps militaris*, ameliorates hyperuricemia through URAT1 in hyperuricemic mice. Frontiers in Microbiology, 2018, 9:58.

［29］ Jin Y，Meng X，Qiu Z，et al. Anti-tumor and anti-metastatic roles of cordycepin, one bioactive compound of *Cordyceps militaris*. Saudi Journal of Biological Sciences,2018,25(5):991-995.

［30］ Tuli H S，Sharma A K，Sandhu S S，et al. Cordycepin: A bioactive metabolite with therapeutic potential. Life Sciences,2013,93(23):863-869.

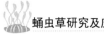

[31] Cho S H，Kang I C．The inhibitory effect of Cordycepin on the proliferation of cisplatin-resistant A549 lung cancer cells．Biochemical and Biophysical Research Communications，2018，498(3)：431-436．

[32] Lei J，Wei Y，Song P，et al．Cordycepin inhibits LPS-induced acute lung injury by inhibiting inflammation and oxidative stress．European Journal of Pharmacology，2018，818：110-114．

[33] Liu X C，Zhu Z Y，Tang Y L，et al．Structural properties of polysaccharides from cultivated fruit bodies and mycelium of *Cordyceps militaris*．Carbohydrate Polymers，2016，142：63-72．

[34] Wang L，Xu N，Zhang J，et al．Antihyperlipidemic and hepatoprotective activities of residue polysaccharide from *Cordyceps militaris* SU-12．Carbohydrate Polymers，2015，131：355-362．

[35] Rao Y K，Fang S H，Wu W S，et al．Constituents isolated from *Cordyceps militaris* suppress enhanced inflammatory mediator's production and human cancer cell proliferation．Journal of ethnopharmacology，2010，131(2)：363-367．

[36] Bi S，Jing Y，Zhou Q，et al．Structural elucidation and immunostimulatory activity of a new polysaccharide from *Cordyceps militaris*．Food & Function，2018，9(1)：279-293．

[37] Lee J S，Kwon J S，Won D P，et al．Study on macrophage activation and structural characteristics of purified polysaccharide from the liquid culture broth of

Cordyceps militaris. Carbohydrate Polymers，2010，82（3）：982-988.

[38] Yu R，Yin Y，Yang W，et al. Structural elucidation and biological activity of a novel polysaccharide by alkaline extraction from cultured *Cordyceps militaris*. Carbohydrate Polymers，2009，75(1)：166-171.

[39] Huang Z F，Zhang M L，Zhang S，et al. Structural characterization of polysaccharides from *Cordyceps militaris* and their hypolipidemic effects in high fat diet fed mice. RSC Advances，2018，8(71)：41012-41022.

[40] 燕心慧，齐秋月，汪世华，等. 蛹虫草子实体活性成分的分离鉴定. 菌物学报，2016(5)：605-610.

[41] Song M C，Yang H J，Jeong T S，et al. Heterocyclic compounds from *Chrysanthemum coronarium* L. and their inhibitory activity on hACAT-1，hACAT-2，and LDL-oxidation. Archives of Pharmacal Research，2008，31(5)：573-578.

[42] 邵颖，李文，王陶. 蛹拟青霉发酵菌丝体中虫草酸的提取与测定. 食品工业科技，2012，33(1)：262-264.

[43] 柴建萍，白兴荣，谢道燕. 蛹虫草主要有效成分及其药理功效. 云南农业科技，2003(4)：22-23.

[44] 李忻. 虫草酸发酵条件的优化及其降颅压性能的研究. 长春：吉林大学，2007.

[45] Dong J Z，Lei C，Ai X R，et al. Selenium enrichment on *Cordyceps militaris* link and analysis on its main active components. Applied Biochemistry and Biotechnology，2012，166(5)：1215-1224.

[46] 顾欣霞，葛晓. 虫草素的中枢神经系统作用及毒性研究进

展. 国家药学研究杂志,2017,49(9):840-844.

[47] Hu Z, Lee C I, Shah V K, et al. Cordycepin increases nonrapid eye movement sleep via adenosine receptors in rats. Evidence-Based Complementary and Alternative Medicine,2013:840134.

[48] 陈敬民,李友娣,洪庚辛. 蛹虫草的镇静催眠作用. 中药药理与临床,1997,13(6):44-45.

[49] 刘洁,杨旭,陈正,等. 蚕蛹虫草镇静及性激素样作用的研究. 白求恩医科大学学报,1994,20(1):14-16.

[50] 孙军德,侯静,杨逸,等. 富硒蛹虫草多糖对鱼藤酮诱导伤害果蝇的保护功效. 食品科学,2013,34(7):266-269.

[51] Cheng Z, He W, Zhou X, et al. Cordycep in protects against cerebral ischemia/ reperfusion injury *in vivo* and *in vitro*. European Journal of Pharmacology,2011,664(1-3): 20-28.

[52] 杨国平,王洪军,张锐,等. 北虫草提取物影响冷应激大鼠脑组织 cAMP 水平与 AC 活性的实验研究. 解放军药学学报,2009,25(2):110-113.

[53] Cheng Y J, Wei Y X, Yang W L, et al. Cordycepin confers neuro- protection in mice models of intracerebral hemorrhage via sup-pressing NLRP3 inflammasome activation. Metab Brain Dis,2017,32(4):1133-1145.

[54] 陈晓燕. 冬虫夏草的药理与临床研究进展. 中国医导报,2009,5(1):91-92.

[55] 沈剑,沈辉娟,杨栋,等. 改良技术虫草头孢菌粉提取物对缺血性心律失常和心肌细胞动作电位的影响. 中国现代应用药学,2011,28(12):1069-1073.

[56] 韩冰,王泽君,王天,等. 人工虫草提取物对缺血心肌的保

护作用及其机制.时珍国医国药,2007,18(3):529-530.

[57] 赵鹏,杨俊峰,李彬,等.蛹虫草菌丝体降血脂作用的动物试验研究.中国食品卫生杂志,2004,16(5):434-436.

[58] 徐雷雷,王静凤,唐筱,等.蛹虫草降血糖作用及其机制研究.中国药理学通报,2011,27:1331-1332.

[59] 黄志江,季晖,李萍,等.人工虫草多糖降血糖作用及其机制研究.中国药科大学学报,2002,33(1):51-54.

[60] 杨爽,逯城宇,杨雪薇,等.蛹虫草多糖降糖活性的研究.时珍国医国药,2013,24(9):2134-2136.

[61] 万朋,高俊涛,吕世杰,等.蛹虫草化学成分及药理作用研究进展.上海中医药杂志,2015,49(6):95-97.

[62] 施英,吴娱明,廖森泰,等.蛹虫草药理作用研究进展.广东蚕业,2006,40(3):43-45.

[63] 桂仲争,朱雅红.蛹虫草的人工培育、有效成分及药理作用研究进展.蚕业科学,2008,34(1):178-184.

[64] 孙煜昕,杨硕,刘波,等.发酵虫草菌粉(Cs-4)对慢性阻塞性肺疾病大鼠及肺组织蛋白质组学的作用.时珍国医国药,2021,32(12):2833-2838.

[65] 王洪军,李艳芳,孙克妍,等.北虫草提取物影响去势大鼠附性腺与血清睾酮的实验研究.解放军药学学报,2009,25(4):323-325.

[66] 吴雪晶,马慧君,刘宁.北虫草与冬虫夏草的药用价值比较.浙江食用菌,2009,17(5):12-14.

[67] 王奇.蛹虫草的生物学特性及抗衰老功效研究.武汉:华中农业大学,2012.

[68] Guo P, Kai Q, Gao J, et al. Cordycepin prevents hyperlipidemia in hamsters fed a high-fat diet via activation of AMP-activated protein kinase. Journal of

Pharmacological Sciences,2010,113(4):395-403.

[69] 崔琳琳,韩丹.虫草素药理作用研究进展.食品工业科技,2019,40(9):335-338.

[70] 余伯成,唐亮,茅孝先,等.虫草多糖药理学研究进展.世界科学技术—中医药现代化,2011,13(3)5:85-590.

[71] 叶博.北虫草药理作用研究.安徽农学通报,2009,15(9):52-54.

[72] 王建芳,杨春清.蛹虫草有效成分及药理作用研究进展.中医药信息,2005,22(5):30-32.

[73] 张建军,徐洪利,赵斐,等.虫草多糖结构及免疫功能研究进展.安徽农业科学,2009,337(26):12542-12544.

[74] 龚晓健,季晖,卢顺高,等.人工虫草多糖对小鼠免疫功能的影响.中国药科大学学报,2000,31(1):53-55.

[75] 俞丽霞,张冰冰,阮叶萍,等.虫草多糖不同组分的免疫活性研究.浙江中医学院学报,2004,28(1):49-50.

[76] 袁建国,程显好,侯永勤.冬虫夏草多糖组分研究及药理实验食品与药品,2005,7(1):45-48.

[77] 樊慧婷,林洪生.蛹虫草化学成分及药理作用研究进展.中国中药杂志,2013,38(15):2549-2551.

[78] 王米,张丽芳,费陈忠,等.蛹虫草多糖对小鼠腹腔巨噬细胞免疫功能的影响.中国生化药物杂志,2015,35(4):10-12.

[79] 高青,龙军,简立信,等.复方蛹虫草颗粒对小鼠免疫功能以及脾淋巴细胞增殖的影响.中国实验方剂学杂志,2013,19(16):259-263.

[80] 任健,张倩落,郑莉.人工虫草多糖对免疫低下小鼠免疫功能的影响.第四军医大学学报,2007,28(21):1967-1969.

[81] 刘民培,马世英,安天义,等.人工蛹虫草子实体对荷瘤小鼠免疫功能的影响.中国医药学报,1999,14(1):25-27.

[82] 鲁超.虫草多糖对非酒精性脂肪性肝炎的预防作用及部分机制研究.合肥:安徽医科大学,2005.

[83] 张新星,沈薇.虫草菌丝对非酒精性脂肪肝病大鼠肝细胞凋亡的作用及其相关机制.胃肠病学和肝病学杂志,2006,15(5):478-484.

[84] 朱剑亮,刘成,刘平,等.桃仁提取液合人工虫草菌丝对肝炎后肝硬化免疫机能异常的调节作用.中国中西医结合杂志,1992,12(4):207-209.

[85] 王宪波,刘平,唐志鹏,等.虫草菌丝提取物干预与治疗二甲基亚硝胺诱导大鼠肝硬化的实验研究.中国中西医结合杂志,2008,28(7):617-622.

[86] 刘玉侃,沈薇,张霞.虫草菌丝对实验性肝纤维化的防治作用及其机制研究.中国新药与临床杂志,2004,23(3):139-143.

[87] 孙保木,宣红萍,刘成海,等.虫草菌丝提取物抗脂肪性肝纤维化的作用//中国中西医结合学会第十五次全国消化系统疾病学术研讨会论文汇编.重庆:中国中西医结合学会第十五次全国消化系统疾病学术研讨会,2003:154-155.

[88] 靖大道,邱德凯,萧树东,等.虫草多糖对大鼠 Ito 细胞增殖及胶原基因表达的影响.肝脏,1999,4(4):215-216.

[89] 卢群,罗少洪,何伟彬,等.虫草素对人肝癌 Bel-7402 细胞抑制及作用机制的研究.中国药理学通报,2011,27(10):1477.

[90] 陆艳艳,邱细敏,刘湘军,等.人工虫草多糖对小鼠 CCl_4 肝损伤的保护作用.食品科学,2011,32(7):319-322.

[91] 侯阿澧,刘艳,孟庆繁,等.蛹虫草治疗腺嘌呤致大鼠慢性肾功能衰竭的研究.时珍国医国药,2009,20(5):1103-1105.

[92] 张秀芝.蛹虫草驯化培养及防治慢性肾脏病的功效研究.济南:山东农业大学,2014.

[93] 刘洁,杨世杰,杨旭,等.蚕蛹虫草的抗肿瘤及激素样作用.中国中药杂志,1997,22(2):111-113.

[94] 孙艳,官杰,王琪.人工蛹虫草子实体对荷肝癌小鼠的抑瘤作用及提高 NK,IL-2 活性的试验研究.中国药业,2002,11(7):39-40.

[95] 王征,武雪,刘建利,等.虫草素抗肿瘤活性研究进展.中国药学杂志,2015,50(16):1365-1368.

[96] 魏思亦,崔琳琳,王莹,等.虫草素抗肿瘤作用的机制研究.广东化工,2018,45(371):124-125.

[97] 尹导群,陈丽,张松.蛹虫草抗肿瘤活性物质研究,2010,33(7):1189-1191.

[98] 李晓磊,李丹,谭克,等.蛹虫草子实体和蛹虫草根醇提物抗氧化活性的对比.食品与发酵工业,2009,35(11):125-127.

[99] 贡成良,潘中华,郑小坚,等.家蚕蛹虫草的延缓衰老作用研究.苏州大学学报(工科版),2005,25(2):24-27.

[100] 王琦,韩晓龙.蛹虫草对老年大鼠自由基代谢影响的研究.辽宁师专学报,2002,4(4):104-106.

[101] 杨占军,张健,汤阳,等.蛹虫草对 D-半乳糖模型鼠记忆能力的影响.食品科学,2010,31(11):252-254.

[102] 高峰,谢丽亚,苑广信,等.蛹虫草多肽提高小鼠学习记忆能力的作用及机制.中国继续医学教育,2017,9(2):207-208.

［103］马素好,马霄,李凤丽.虫草多糖对反复脑缺血再灌注模型小鼠学习记忆及脑组织 SOD、MDA 的影响.中医学报,2016,31(219):1135-1138.

［104］蔡昭林,李楚华,王晓琦,等.虫草素改善脑缺血小鼠学习记忆及对海马神经元数量的影响.华南师范大学学报(自然科学版),2012,44(3):95-99.

［105］杨占军,刘小改,何婷婷,等.蛹虫草对小鼠学习记忆能力的影响.时珍国医国药,2010,21(9):208-2209.

后　记

不积跬步何以至千里,本书能够顺利完成,需感谢我身后强大、和谐的团队。各位成员认真负责,积极进取,热情提供帮助,很好地发挥和运用专业知识,从内容选取、方案论证到具体编写和定稿,无一不凝聚着我们的心血和汗水。大家这种严肃的科学态度、严谨的治学精神、精益求精的做事风格,必将为日后的发展增砖添瓦。

我们谨向邵泽亮先生表示诚挚的敬意和谢忱。邵泽亮先生长期从事蛹虫草的研发、种植工作,有丰富的经验,在本书的编写过程中,提供了众多种植、科研数据,使本书内容更加实用。

我们还要感谢巨鹿县人民政府、巨鹿县科技和工业信息化局对本书的鼎力支持。感谢周茹、李杰、洪启皓、范玉娟、甘伟嘉、卢中萍的辛苦协助。正是因为有了他们的悉心帮忙和支持,我们这本书的价值得以升华。

再次衷心感谢各位的支持!